いま密かに大ブーム!

最強食物繊維が
あらゆる不調を改善!

100年腸

京都府立医科大学大学院医学研究科
生体免疫栄養学講座 教授

内藤裕二

内外出版社

はじめに

すっきり快便していますか？

すっきり快便、していますか？

あなたの今日の健康状態が一発でわかるもの、それがうんこです。

朝、目が覚めたら気分が爽快。どこにも痛いところがなく、朝食をおいしく食べられた。そのあとはすっきり快便。

「さあ、今日もがんばろう」と、やる気に満ちた一日を始められたら、どんなにいいでしょう。

ここ最近のことを振り返ってみてください。すっきり快便できたのはいつでしょう？

すっきり快便ができていれば、健康で長生きできるのです。

日本はいま、世界トップクラスの長寿大国です。

なかでも100歳以上の百寿者《ひゃくじゅしゃ》の割合が全国平均の約3倍というのが京都府北部の町、京丹後市です。

京丹後市は、男性の長寿世界一の木村次郎右衛門さん（2013逝去。没年齢116歳）が過ごしたまちとして、世界的に注目されています。

京丹後の高齢者は、どんなものを食べているのか、少し紹介します。

「80％の人が週3回以上、いも類を食べている」

「66％の人が、海藻類を食べている」

「全粒穀物を主食にしている人が多い」

「根菜、豆類を日常的におかずとして食べている」

そして、このような食生活のおかげで、腸内フローラに酪酸を作る菌が多いのです。酪酸は、肥満を予防したり、免疫機能を整える効果のある短鎖脂肪酸のひとつで、酪酸が多いとすっきり快便が実現します。

便秘は多くの病気の始まり

成人1万5000人を対象にしたインターネット調査によると、約30%弱の人は「自分は便秘である」と回答し、とくに女性では37・5%の人が便秘だと答えました。

もしもなにもせず放置しているなら、ぜひ今日から腸のなかに棲んでいる腸内細菌を育てていきませんか。薬でなんとかなっているからと放置してはいけません。

最近の医学研究では、便秘は多くの病気の始まりであることが明らかになっています。もちろん下痢も同様です。

たかが便秘。

たかが下痢。

軽く見てはいけません。

すっきり快便があれば幸せになれる

「すっきり快便」をすると気持ちがいいのは、神経伝達物質のエンドルフィンが脳内から分泌されるからです。

エンドルフィンは、痛みなどのストレスを和らげる脳内ホルモンです。モルヒネの７００倍の鎮痛作用を持つといわれています。

快便のほかにも、運動しているときや困難を乗り越えたとき、強い信念を抱いているとき、誰かに褒められたとき、笑ったとき、恋愛などで心がトキめいているとき、疲れたあとに糖分をとったときなどに、エンドルフィンは分泌されます。ひとたび分泌されると12時間持続するという報告もあります。

毎朝、すっきり快便でエンドルフィンを出せれば、高揚感と多幸感がもたらされます。毎朝すっきり快便なら、これほど幸せな人生はありません。

快便は私たちに幸福感をもたらします。

そして、健康をもたらします。

このすっきり快便のカギをにぎっているのが「腸内細菌」です。

ちなみに、日本消化管学会が中心になって刊行した診察ガイドラインでは、便秘症は硬便などの便形状、週に3回未満の排便頻度、いきみ、残便感などの排便周辺症状などから診断することになっています。毎日出ていなくても、残便感がなく、すっきりスルリと出れば、週に3日でもいいのです。

本書では、なぜ便秘や下痢をするのかがわかる消化・吸収・排泄のしくみから、快便がもたらす効果、すぐに病院へ行ったほうがいいうんこ、高齢者の自立排泄、すっきり快便できる生活習慣まで、みなさんにわかりやすくお伝えします。すっきり快便は、私たちにすごい作用をもたらしてくれるのです。

最近では、コンビニエンスストアで食物繊維入りのお茶が登場し、話題を呼びました。また、免疫ケアや質の高い睡眠をサポートする腸活商品が次々に登場しています。

「ぐっすり眠れるらしい」という評判から、売り切れ続出になった乳酸菌飲料もありました。免疫を向上させたり、睡眠の質を高めたり、ストレスを緩和してくれたりするのが私たちの腸のなかに棲んでいる細菌たちです。

快便のためには、腸内に棲む腸内細菌にエサを与えて育てる必要があります。腸内細菌のエサとなるものが私たちの口から入る食物繊維です。

快便は、気分が爽快になって、生きている喜びがあふれてきます。

快便は、コロナやインフルエンザなどを寄せつけません。

快便は、糖尿病や高血圧などの生活習慣病を遠ざけます。

快便は、さまざまな病気を改善します。

快便は、筋肉を増やします。

快便で、一生オムツのいらない自立排泄を叶えます。

快便は、健康寿命をのばします。

快便で、長生きできます。

快便は、あなたとあなたの家族を幸せにします。


すっきり快便したいですか？

あなたが快便したいと望むなら、その希望はかならず叶います。

さあ、私といっしょに腸を元気にしていきましょう。私が日々実践していることを余すところなくお伝えしていきます。

2024年春　内藤裕二

はじめに …… 2

PART I

あなたの腸年齢は何歳？

21

あなたの腸年齢をチェック！
自然分娩の赤ちゃんは腸内細菌に多様性がある
都会育ちより農場育ちは免疫力が高い!?
抗生物質1週間で腸内細菌が全滅する
100歳以上の高齢者の生活習慣とは？
60代後半から便秘に悩む人が増える

PART 2

食べたものはどのように消化・吸収・排泄されるのか

腸内フローラはすごい！
すべての病気は腸内フローラの乱れが原因
老化、アレルギー、がん、すべてに関わる腸内細菌
私たちの体が最初に腸から作られるわけ
腸は私たちの健康を守る関所
腸のほうが正しい判断ができる!?
食べたものが消化・吸収され、うんこになるしくみ
1　食べたものは、胃でドロドロに消化
2　十二指腸へ送られ、消化物を吸収しやすくなる

3　十二指腸から空腸・回腸へ送られ、栄養を吸収
4　消化されずに残ったカスは大腸へ運ばれ「うんこ」に
何日排便されないと便秘なの？
どうして下痢や便秘になるの？
腸は自ら考えて行動する
腸が整えばストレスにも強くなる
脳だけじゃない腸との深い関係
良いうんことはどんなうんこ？
良いうんこの色
良いうんこのかたち
良いうんこのニオイと頻度
自分のうんこをチェックしてみよう
①　コロコロ便は要注意

②⑥　硬い便と泥状便。健康と不健康の境界域

③④⑤　正常です。なめらかで軟らかなバナナ状が最高

⑦　水様便なら、いますぐ病院へ

PART 3

腸内フローラを活性化させる食物繊維

81

脳と心の状態に大きな影響を及ぼす腸内フローラ

老化も防止する善玉菌

大腸がんの芽を作る悪玉菌

やせ菌の正体でもある日和見菌

善玉菌を増やす4つの方法

①善玉菌そのものを含む食品を食べて増やす（プロバイオティクス）

②腸内の善玉菌が好むエサを与えて、
　善玉菌の数を増やす（プレバイオティクス）
①と②をダブルでとって腸内の善玉菌を増やす（シンバイオティクス）
腸内細菌が生み出す代謝産物（ポストバイオティクス）

いま注目されている短鎖脂肪酸

短鎖脂肪酸が腸内環境に与える良い影響
腸だけじゃない！　短鎖脂肪酸が全身に与える良い影響
ダントツで短鎖脂肪酸の産生を促すグアー豆食物繊維
日本初のローフォドマップに認定されたグアー豆食物繊維とは？
高齢者の自立排泄にも貢献

2種類ある食物繊維

水分を吸収して数倍に膨れる不溶性食物繊維
腸内細菌のエサになりやすい水溶性食物繊維

食物繊維の摂取量が少ない人は大腸がんのリスクが2倍
国が目標とする食物繊維量を摂取するのは不可能!?
食物繊維たっぷり！ 内藤式スペシャルスムージー
内藤式スペシャルスムージーがすごいわけ
バナナはすごい！

PART 4

一生オムツをしない未来を実現するグアー豆食物繊維

人間の尊厳の根幹にあるのが「食事」と「排泄」
介護の現場がオムツに頼る理由
「自立支援介護」に取り組む施設が増えている
オムツ・下剤ゼロにするグアー豆食物繊維

筋肉の萎縮を抑制するグアー豆食物繊維

グアー豆食物繊維で車イスから歩けるように

子どもの便秘症状や下痢も改善

グアー豆食物繊維でインフルエンザ発症率０％

不妊治療とグアー豆食物繊維

グアー豆食物繊維は自閉症児に対しても有効

すっきり快便でストレスを軽減するグアー豆食物繊維

食後血糖のピーク値を抑えるグアー豆食物繊維

PART 5

すっきり快便になるための 13の生活習慣

自分の食習慣をチェックしよう

どうしたら快便になるの？

1　朝食をよく噛んで食べると快便になる
2　朝トイレの時間を確保しよう
3　夜遅く、食事をしない
4　脂身の多い肉や揚げ物、スナック菓子などをとりすぎない
5　白砂糖と人工甘味料は控えめにする
6　お菓子や調理済みのパンなどを食べすぎない
7　塩分は控えめにする
8　アルコールは適量で
9　1日30分程度の運動をしよう
10　水溶性食物繊維を積極的に食べよう
11　水分をしっかりとろう
12　雑穀を混ぜた主食にしよう

PART 6

13 よく噛んで食べ、腹6分

なにを食べたらいいの？ 毎日の食事で100年腸元気

腸内環境を整える食べ物「まごわやさしいよ」

ま「ま」は豆です
ご「ご」はごまです
わ「わ」はわかめです
や「や」は野菜です
さ「さ」は魚です
し「し」はしいたけです
い「い」はいもです

よ　「よ」はヨーグルトです
期待できる効果①　すっきり快便
期待できる効果②　免疫力を高める
期待できる効果③　血糖値・血圧をコントロール
期待できる効果④　コレステロールを調整
期待できる効果⑤　食べたものの消化を促進
ヨーグルトだけでなく食物繊維も一緒に
おわりに……220

PART I

あなたの腸年齢は何歳？

あなたの腸年齢をチェック！

腸年齢
＝
実年齢－10
＋
チェックした数×3

左ページは、腸年齢を測る10個の項目です。この項目は、これまで発表されている数多くの論文を参考にして私が作成しました。腸年齢は、上の式で表します。

あなたがいま50歳でチェックした数が0個なら40歳、2個なら46歳、3個なら49歳です。

全部の項目にチェックがついたなら、なんと80歳！ いまからすぐにでも腸内環境を整える必要がありますよ。

ぜひ、ご自分やご家族の腸年齢を計算してみましょう。

〈腸年齢チェック〉

□帝王切開で生まれた
□都会で生まれて、都会で育った
□母と食べ物、衣類の好みが違う
□この2年間にインフルエンザにかかった
□おならが臭い。または、臭いと言われる
□コロコロとした便が多い
□軟らかい便が多い
□朝食後にトイレに行かない
□大腸ポリープがあると言われた
□抗生物質や胃酸分泌抑制薬を飲むことが多い

自然分娩の赤ちゃんは腸内細菌に多様性がある

「帝王切開で生まれた」ことが、なぜ腸内細菌と関係するのでしょうか。

簡単に説明すると、赤ちゃんは出産時にお母さんが持っている菌を受け継ぐからです。

お母さんの胎内は無菌状態のため、生まれる前の赤ちゃんは免疫ゼロで育ちます。帝王切開で生まれた赤ちゃんは、ママの産道からもらえる細菌が少ないのです。

無菌マウスの研究を見てみると、微生物がまったくいない環境で育ったマウスは、免疫系の発達が不十分で、粘膜免疫が低下することがわかっています。無菌マウスは外敵ストレスに弱く、感染症にかかりやすいのです。

自然分娩で生まれた赤ちゃんの生後1週間の腸内フローラには、お母さんの産道にいる菌が多くいます。生後3年くらいの間に、その人の腸内に定着する腸内フローラが決まるとされています。

感染症腸炎などにかかって、腸内細菌の総菌数が著しく減少しても、2〜3か月後には元の腸内フローラに戻ることが確認されています。

あなたの一生を左右する腸内フローラのバランスは、生まれてから3年間、いかに多くの菌に触れるかが重要になります。

都会育ちより農場育ちは免疫力が高い⁉

「都会で生まれて、都会で育った」という項目においては、都会より農場で育った子どものほうがアレルギー疾患の有病率が低いことが報告されています。

乳児期に腸内フローラの多様性が低いと、アトピー性皮膚炎を発症しやすいこともわかっています。

赤ちゃんは、指しゃぶりに始まり、ハイハイができるようになると、身の回りにあるさまざまなものを舐めて、いろいろな菌を体内に取り込もうとします。赤ちゃんは、本能的にいろんなものを舐めることで、免疫力を鍛えようとしているのです。コロナ禍に生まれた赤ちゃんの腸内細菌の多様性が低いことも報告されています。

抗生物質1週間で腸内細菌が全滅する

「抗生物質や胃酸分泌抑制薬を飲むことが多い」という項目がありますが、抗生物質は1週間服用し続けると、腸内細菌をすべて死滅させるとされています。

胃食道逆流症の方が飲む胃酸分泌抑制薬は、小腸内細菌異常増殖症が起き、難治性の腹痛や不快感の原因となることがあります。

本来の「腸活」というのは、自分の腸にいる良い細菌（善玉菌とも有用菌ともいいます）に良いエサをあげて、いかに育てるかにあります。

この子たちが死滅するようなエサを与えてはかわいそうですよね。

100歳以上の高齢者の生活習慣とは？

100歳以上の高齢者を「百寿者《ひゃくじゅしゃ》」といいます。

1世紀以上生きていることから、センテナリアンという言い方をすることもあります。百寿者は、過去50年間にわたってずっと右肩上がりに増加。厚生労働省によると、2023（令和5）年で9万2139人おり、前年比1600人以上の増加です。

百歳以上の高齢者のうち、女性が89％を占めています。

これまで百寿者を対象に研究を行った結果、次の特徴が明らかになりました。

自分自身にもあてはめてみて、自分が百寿者になれる要素があるかどうか、チェックしてみましょう。

〈百寿者の特徴〉

□3食、きちんと食べる

□ほぼ毎日野菜を食べる
□果物が好き
□食べすぎや、好き嫌いがない
□散歩など運動習慣がある
□自分の身の回りのことをする
□好奇心が旺盛
□物事を良いほうにとらえる
□決まった時間に起床する
□たばこを吸わない
□人とつき合うのが好き

ほぼ毎日野菜を食べることや、散歩などの運動習慣があるのが健康に貢献するのはよくわかりますが、物事を良いほうにとらえる前向きな生き方も、長生きに貢献するようです。ぜひそんな前向きさを見習いたいものです。

日本は世界トップクラスの長寿大国ですが、前述のように、百寿者の割合が全国平均の約3倍多いのが京都府北部の町、京丹後市です。

繰り返しになりますが、京丹後市は、２０１３年に１１６歳で亡くなった長寿世界一の木村次郎右衛門さんが生まれ育ったまちです。

京丹後市の男性の死亡原因を全国のデータと比べると、大腸がんは20・6％と低く、心筋梗塞が10・3％、心不全が30％、脳血管疾患が11・2％という低い結果でした。

私自身、京丹後の東に位置する若狭の出身ですが、なぜ京丹後市は健康寿命の高齢者が多いのでしょうか。

私が所属する京都府立医科大学では、２０１７年から市立弥栄病院と共同で調査を進めています。

京丹後市の高齢者は、血管年齢が若く、80歳以上１００歳代の方でも、血管年齢が

60～70代の若さを保っていることがわかりました。

健康寿命の秘訣を4年間分析したところ、次の10個の共通点があることがわかりました。

1　規則的な生活
2　日常的に高い身体活動
3　血管年齢が若い
4　80％の人が週3回以上、いも類を食べている
5　66％の人が、海藻類を食べている
6　全粒穀物を主食にしている人が多い
7　根菜、豆類を日常的におかずとして食べている
8　腸内フローラに、酪酸を作る菌が多い
9　サルコペニア、フレイルが少ない

10　他人の世話になりたくないという気持ちが強い

３つ目の項目の「血管年齢が若い」ですが、老化させるリスク因子には、これまで悪玉コレステロール値が高いことや血糖値が高いこと、塩分摂取量が多いことや喫煙などが明らかとなっていましたが、血管年齢を若く維持することに対する研究は十分ではありませんでした。

しかし、京丹後の高齢者の研究から、「日常的に高い身体活動」と「食生活」という２つの因子に秘密があることがわかってきました。

第６章では、京丹後で毎日のように食べられている食材を紹介しているので、ぜひ参照してください。

60代後半から便秘に悩む人が増える

厚生労働省の「国民生活基礎調査」のうち、便秘に関する結果を次のページのグラフにまとめました。

なぜ年をとると便秘になりやすくなるのでしょうか。

ひとつは加齢によって体のさまざまな機能が低下するからです。「腸の働きの低下」は、弛緩性便秘《しかんせいべんぴ》といわれます。

食べ物は消化管で消化・吸収されると、大腸にたどり着きます。大腸へ「カス」を運ぶには、筋肉がしっかりはたらいて、大腸の蠕動《ぜんどう》運動が必要です。

しかし、高齢になると筋力の低下や蠕動運動に関わる自律神経の乱れが生じやすく、便が大腸のなかにたまりやすくなります。高齢者ややせ型の女性、寝たきりの方などで多い症状です。

■性・年齢階級別に見た便秘の有訴者率

●わが国の便秘の有訴者率は2～5%程度である。
●若年層では女性に多いが、70歳以上になると男女比がほぼ1:1となる。

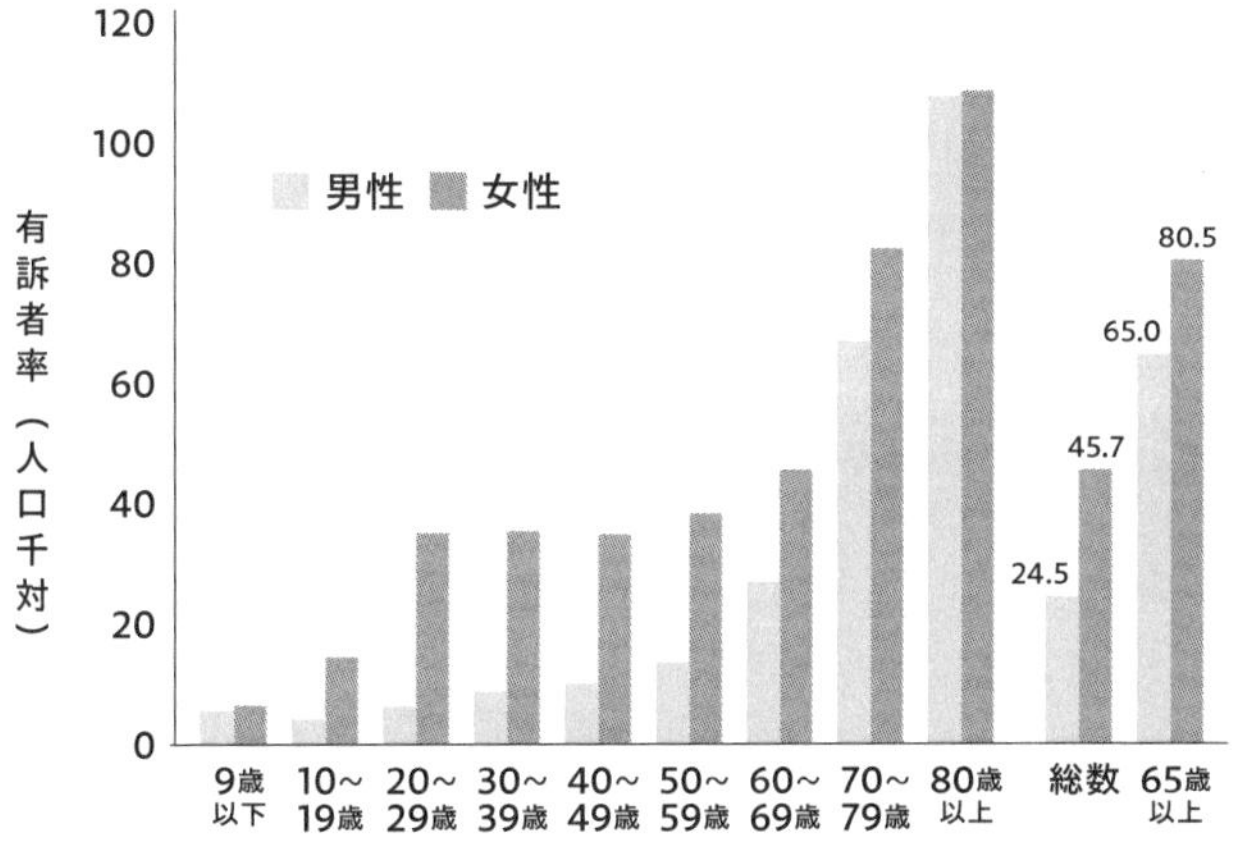

注：
1）有訴者には入院患者は含まないが、分母となる世帯人員には入院者を含む。
2）「総数」には年齢不詳を含む
3）熊本県を除いたものである

結束高臣他、「第 31 回日本創傷・オストミー・失禁管理学会学術集会特別教育講演 2　高齢者の便秘と課題」日 WOCM 会誌 27-1,2023

「国民生活基礎調査」（平成28年厚生労働省調べ）によると、便秘を訴える人は2〜5%いるとされ、65歳以上の高齢者の便秘の割合は、男性65%、女性が80・5%と多くを占めています。

医学の教科書には、「慢性便秘症はQOLを低下させる疾患だが生命予後には影響しない」と書かれているものが大多数ですが、近年の疫学研究では、国内外から慢性便秘症患者は生命予後が悪いという報告が多数出てきています。

米国の研究では、慢性便秘症患者とそうでない人を15年間追跡調査したところ、慢性便秘症患者はそうでない人に比べ、15年後の生存率が2割以上低下したと報告されています。慢性便秘症は死に直結する病気です。

ほかにも理由があります。

高齢になると便を押し出す力が低下します。排便は、少しお腹に力をかけ腹圧（お腹の中の圧力）を高めることでスムーズに排便されます。

しかし、加齢の影響で、排便するのに必要な筋力が低下してしまうのです。

食生活の変化もあげられます。

便を作るもとは食事ですから、食べる量が少ないと、食物繊維の摂取量も少なくなり、便の量が減り、大腸への刺激が低下して便が大腸にたまってしまいます。

とくに運動量が減ると、お腹がすきにくくなり、食事量が減ってしまいます。

歯のケアも非常に重要です。

歯周病などで食べ物をしっかり噛むことができない、あるいは入れ歯が合わないといった状況だと、噛む力が弱まります。

噛む力が弱くなると、嚥下《えんげ》（食べ物を飲み込み、口から胃へと運ぶ一連の動作）する力も低下します。

歯の状態が悪いのであれば、すぐに歯医者さんに行って、治療をしましょう。

ひとり暮らしになると、食への関心が低下し、食べるのが億劫になり、食事量が減少することもあります。

とくに高齢になると、のどの渇きを感じる機能が低下するため、水分不足になりがちです。水分不足は便秘の原因になります。

うんこが作られているのに、高齢者は「便意」を感じにくくなる傾向があります。

通常は、肛門に近い直腸に便が到達すると、便意が生じます。しかし、高齢になると、直腸に到達した便の存在を感じにくくなります。便意を感じないため排便されず、直腸に便がたまってしまうのです。

飲んでいる薬の影響もあります。

年とともに服用する薬が増えてくる方もいらっしゃいます。その場合、飲んでいる薬の副作用で便秘になることもあります。

なかでも、せきや頻尿、ぜんそく、うつ病などに使われる薬の一部である抗コリン作用のある薬や、高血圧、胃薬、鉄剤などにも便秘の副作用があるものがあります。

高齢者に便秘が多い理由

●65歳以上の高齢者の便秘の割合は、男性65％、女性が80・5％
●便を押し出す力が低下する
●食生活の変化
●運動量が減り、お腹がすきにくくなり、食事量も減る
●食への関心が低下する
●水分不足
●直腸に到達した便の存在を感じにくくなる
●飲んでいる薬の副作用で便秘になることもある

PART 2

食べたものは
どのように
消化・吸収・
排泄
されるのか

腸内フローラはすごい！

いま、お腹に悩みを抱える人が増えています。こんな症状はありませんか？


「テスト前になるとトイレに行きたくなる」

「腹痛がいつおそってくるか不安で、出かけるのが怖い」

「ストレスを感じると、お腹が痛くなる」

「朝ごはんを食べると移動中にお腹が痛くなるので、朝食が食べられない」

「便秘のせいでイライラする。気分がすっきりせず憂うつ」

「便秘と下痢が交互にきて、普通のうんこが作られない」

「旅先など環境が変わると便秘になり、旅行を楽しめない」


ストレスや緊張、環境の変化などにおいて、脳と腸は密接な関係があり、これを「脳腸相関」といいます。

脳腸相関には、腸内細菌が関わっていることが明らかになっています。腸内細菌の状態が脳にまで影響を及ぼし、感情や性格までをも左右するというのです。

お腹の不調をなんとかしたくて、病院で大腸内視鏡検査を受けても、医師から「異常ありません」と言われる方も少なくありません。

では、快便を手に入れるには、どうしたらいいのでしょうか。

解決のカギを握るのが、大腸のなかに棲んでいる約１０００種類、１００兆個以上の細菌が作る腸内フローラです。

すべての病気は腸内フローラの乱れが原因

腸内フローラのバランスの乱れは、次のような腸の不調や病気を引き起こします。

●下痢
●便秘
●過敏性腸症候群
●炎症性腸疾患（潰瘍性大腸炎、クローン病）
●大腸ポリープ
●虚血性大腸炎
●大腸がん　　……など

炎症性腸疾患は、欧米人が多く罹患する病気で、かつて日本では多くは見られませんでした。

しかし、1980年頃を境に急速に患者数が増えています。原因として考えられるのは、食の欧米化によって腸内環境が変化したことです。

潰瘍性大腸炎は、腸粘膜が炎症を起こし、ただれ、腹痛と下痢を繰り返す病気です。

20〜30代の若年成人に多く発症する一方で、50〜60代にも見られ、症状が中等度以上であれば国の特定疾患（難病）に指定されています。

よく似ている病気がクローン病で、こちらも国の特定疾患に指定されています。

大腸がんにおいては、いま日本人の死亡数で、男性は第3位、女性は第1位となっています（2020年国立がん研究センター）。

老化、アレルギー、がん、すべてに関わる腸内細菌

腸内フローラが改善されると、ここ数十年の間に日本人で激増している次のような病気や不調の予防・改善も期待できます。

- ●糖尿病
- ●高血圧

●脂質異常症

●動脈硬化

●腎臓病

●脂肪肝

●アレルギー疾患

●骨粗しょう症

●サルコペニア

●腰痛・ひざ痛

●子宮内膜症

●うつ病

●がん

●認知症

●自閉症

●老化　……など

ひざ痛やうつ病、老化にまで腸内細菌が関わっていることに驚かれるかもしれません。でも、研究の結果、その関連は明らかです。便秘とうつ病は併発しやすく、便秘が続くとうつ病を誘発します。

さらにうつ病になると、自律神経の活動が落ちて、腸のはたらきが低下し、便秘になる傾向があります。

私たちが生まれ持った体質や性格、人格、そして寿命に至るまで、腸内細菌が大きく影響しているのです。

実際に認知症やうつ病の人の便を調べると、悪玉菌の一種であるウェルシュ菌が非常に多く検出されます。

私たちの調査でも、便秘がちで腸のはたらきが低下した人たちは、物忘れの増加や記憶力の減退を感じているという結果でした。

また、腸内で毒素が発生すると、腎臓に負担がかかり、慢性腎臓病を引き起こします。これは「腸腎連関」といわれます。腸は脳だけでなく、腎臓にも深い関係があります。

脂質異常症（高中性脂肪血症や高ＬＤＬ血症、低ＨＤＬ血症など）は、腸内フローラのバランスを整えることで改善することが明らかになっています。

善玉菌が産出する「短鎖脂肪酸」は、腸内の慢性炎症を抑え免疫を調節する「制御性Ｔ細胞」を増やします。制御性Ｔ細胞はコロナとの関連性があることから、注目されるようになりました。

コロナだけでなく、花粉症やぜんそく、アトピー性皮膚炎、食物アレルギー、関節リウマチといった過度な免疫反応や慢性炎症、アレルギー症状の抑制に腸内細菌が関わっています。

腸内フローラは、骨粗しょう症にも関わります。

骨を作る骨芽細胞と骨を壊す破骨細胞のはたらきを調整しているのが腸内細菌です。骨密度は20歳をピークに徐々に減少していきますが、腸内フローラを整えると、骨粗しょう症を予防・改善することがわかっています。

シミやシワ、白髪、筋力低下、動脈硬化といった老化現象にも、腸内細菌が関わっています。慢性の炎症や腸のなかの毒素は体を酸化させ、老化を早めるのです。


制御性T細胞は筋肉を増やすことにも関わっています。

筋肉の材料となるBCAAという分岐鎖アミノ酸を産生するのも腸内細菌のはたらきの一つであるというのは驚きの事実です。

筋肉を増やしたいからといって、野菜を食べずに肉ばかり食べている人がいますが、これは大きな間違いです。タンパク質を摂取して運動で筋肉を増やすには、腸内細菌が非常に重要なのです。

私たちの体が最初に腸から作られるわけ

私たちは、ひとつの受精卵から細胞が分裂し、お母さんのお腹のなかで徐々に体が作られていきます。細胞分裂していくなかで、いちばん最初にできる器官はなんだと思いますか？　脳？　あるいは心臓？

答えは「腸」です。受精卵の外側がくぼみ、その口が閉じられて腸が作られます。腸がのびて、「口」と「肛門」ができます。そして、栄養をためるために「肝臓」ができ、酸素をためる「肺」ができます。

腸は私たちの健康を守る関所

脳を持っていないイソギンチャクやミミズ、クラゲ、ナマコ、ウニといった生き物は存在しても、腸がない生き物は存在しません。なぜなら腸は、生命の根源だからです。

腸には、大きく2つのはたらきがあります。ひとつは「消化・吸収機能」。もうひとつが「免疫機能」です。

腸は、体のなかにありながら、「内なる外」という特有の環境にあります。私たちの体は、口から食道、胃、小腸、大腸を経て、肛門までがトンネルのような構造になっています。このトンネルが「消化管」と呼ばれるものです。

もしも、この消化管に、外敵をやっつける機能が備わっていなかったら、どうなるでしょう。病原菌が体のなかに入り込み、すぐに病気になってしまいますよね。

外から侵入していた病原体をやっつけて体を守るために、免疫細胞の約70％が腸に集中しています。白血球が多く集まった人体最大の「免疫器官」です。細菌やウイルスといった外敵に対するバリア機能を果たしているのです。

そのため腸には、私たちの想像を超える緻密なセンサーがあります。まるで関所のように、外からの異物が侵入するのを防ぎ、ウイルスや細菌などの病原菌やがん細胞から、私たちの健康を守ってくれています。

病原性のあるものに対しては、腸は自ら抗体（主にＩｇＡ抗体）を作って、腸管から体内に吸収されるのを防ぎます。このはたらきが「腸管免疫」です。腸管免疫がきちんとはたらかなくなると、体全体の免疫も低下し、インフルエンザやコロナのウイルスといった病原体から体を守れなくなります。

腸のほうが正しい判断ができる!?

私たちは生命を維持するために、食べることによって外から栄養を取り入れています。食べ物には、目に見えない細菌などの有害な物質がくっついています。目でぱっと見ただけでは、腐っているのかどうかわかりません。腐ったニオイなら嗅覚で探知できますが、食品中の菌は、味覚・食感・触感を駆使しても、感じ取ることができません。

ところが、腸はそれらに対し敏感に反応し、菌を体の外へ排泄しようとします。まさに脳でも舌でも検出できなかった菌を、腸という優れたセンサーで感知するのです。英語で腸のことを「gut《ガット》」といいますが、直感のことを「gut feeling」といいます。「ガッツがある」というガッツも腸です。

本能的な反応は「gut reaction」です。頭で考えるよりも、腸のほうが正しい判断ができるのかもしれません。

食べたものが消化・吸収され、うんこになるしくみ

食べたものを1日丸々体内に置いておいても、うんこにはなりません。

うんこの「うん」は、諸説ありますが、阿吽《あうん》の「うん」ともいわれ、阿が始まりで、吽は終わり。うんこは、万物の終わりにあたります。

口に入れて、全長約9メートルある消化管を抜ける間に消化・吸収され、翌日にはうんこになって排出されます。よくよく考えてみたら、これは本当にすごいことです。

私たちの体のなかで、いったいどのように分解されているのでしょうか。食べたものは、36度の体温下に滞留しているのに、なぜ腐敗しないのでしょうか。

ここで、消化・吸収・排泄機能のしくみの基礎を押さえておきましょう。消化管の全長約9メートルのうち小腸が約7メートル、大腸が1・5メートルです。食べたものが私たちの体のなかをどのように移動し、どう分解され、どのように排泄されるのか、そのしくみを見てみましょう。

1 食べたものは、胃でドロドロに消化

口のなかで咀嚼し、嚥下した食べたものは、胃のなかにある「胃酸」によってドロドロに溶かされます。

胃酸は、pH1～2の強酸性で、多くのバクテリアは生存することができません。バクテリアは、病気の原因になったり、食べ物を腐らせる原因となる細菌です。

食べ物と一緒に胃に入ってきてしまった細菌を胃酸が殺します。食べ物が体のなかで腐敗しないのは、この胃酸のおかげです。

残念ながら胃酸は年齢とともに分泌量が減少します。年をとると消化能力が低下するのは、胃酸の減少が原因のひとつです。

2　十二指腸へ送られ、消化物を吸収しやすくなる

ドロドロにされた食べ物は、小腸へと送られます。

小腸は、十二指腸・空腸・回腸の3つからなります。全長は約7メートルあります。はじめに十二指腸では、「膵《すい》液」や「胆汁」などの消化液と混ぜ合わさって、吸収するのを促進されます。

膵臓で作られた膵液には、糖質やタンパク質、脂肪などの分解に必要な酵素がたくさん含まれています。

膵臓は、血液中の糖分の量を調節するホルモンを作り、血液のなかに送り出します。血糖値を上げるのがグルカゴンで、下げるのがインスリン。インスリンは血糖値の調節に重要であることで知られています。

胆汁は肝臓で作られ、脂肪の消化・吸収を助けるはたらきを持ちます。また、肝臓の持つ解毒作用と協力して、老廃物を体外へ排出します。胆汁はアルカリ性なので、胃酸の強酸性を中和します。

タンパク質と脂肪は、胃や小腸で分解されて、消化・吸収されるので、大腸にまではやってきません。

ところが肉食中心の高脂質の食事が多いと、消化・吸収しきれなかった残りカスが大腸に届きます。悪玉菌はそれが大好物です。

つまり、悪玉菌のエサとなり、腐敗臭を出し、腸内環境を悪玉菌優位にします。悪玉菌の好物は、動物性のタンパク質と脂なのです。

3 十二指腸から空腸・回腸へ送られ、栄養を吸収

栄養は、主に空腸と回腸で吸収されます。

空腸・回腸の内側の腸管粘膜からは消化酵素が分泌され、最終的に栄養は小さな分子に分解されます。

たとえば、タンパク質が分解されると、ペプチドやアミノ酸になります。分解された栄養は、腸管粘膜の表面にあるビロードのような「絨毛《じゅうもう》」という無数の突起から吸収されます。

小腸は、消化・吸収を担当しています。

直径が約2～4センチの500円玉硬化ほどで、表面は絨毛という細かい突起でびっしりと覆われています。

びっしりといってもイメージしづらいですよね。具体的には、1ミリ四方に約30個

もの突起があり、突起の表面積は小腸全体で約200平方メートル。これはテニスコート1面分の広さになります。

小腸で1年間に消化・吸収される食べ物の量は、個人差もありますが1トンといわれています。

胃から送られてきた食べ物が接触する面をできるだけ広くとり、水分と栄養分が効率よく消化・吸収できるようになっています。

消化液も含めると、1日あたり9リットルもの消化物（ほとんどが水分）が小腸を通過します。小腸に流れ込む9リットルのうち、約7リットルは栄養素と一緒に小腸で吸収され、残り2リットルが大腸に入ります。

4　消化されずに残ったカスは大腸へ運ばれ「うんこ」に

食べたものは、胃に4時間、小腸に2時間とどまります。

大腸の全長は1・5メートル。直径は5〜7センチで、小腸の2〜3倍以上の太さを持ちます。消化されずに残ったカス（消化物）は大腸へ送られ18時間以上とどまります。

小腸で消化・吸収されず、大腸まで到達するカスの一部が食物繊維です。カスは18時間かけて、「腸内細菌」によって分解され、発酵します。

大腸の表面からは小腸と違い、消化酵素は分泌されません。表面に張られた厚さ0・1ミリの粘膜層に腸内細菌がたくさん棲んでいます。この腸内細菌が小腸から運ばれてきたカスを分解しています。

腸内細菌が分解したものを「代謝産物（ポストバイオティクス）」といって、私たちの全身に素晴らしい作用をもたらします。

分解されてできたものが「うんこ」となり、最後に直腸に送られて肛門から排泄されます。

胃で4時間＋小腸で2時間＋大腸で18時間＝合計24時間

約1日かけて、食べたものがうんこになるのです。

近年、日本で罹患率の高いがんが大腸がんです。50代から増加する傾向にあり、男性はおよそ11人に1人、女性はおよそ13人に1人が、一生のうちに大腸がんと診断されます。

2022年の統計によると、大腸がんは女性のがんによる死亡数の第1位です。男性は第2位となっています。早期に発見できれば、完治できる疾患となっています。

■食物繊維の働き

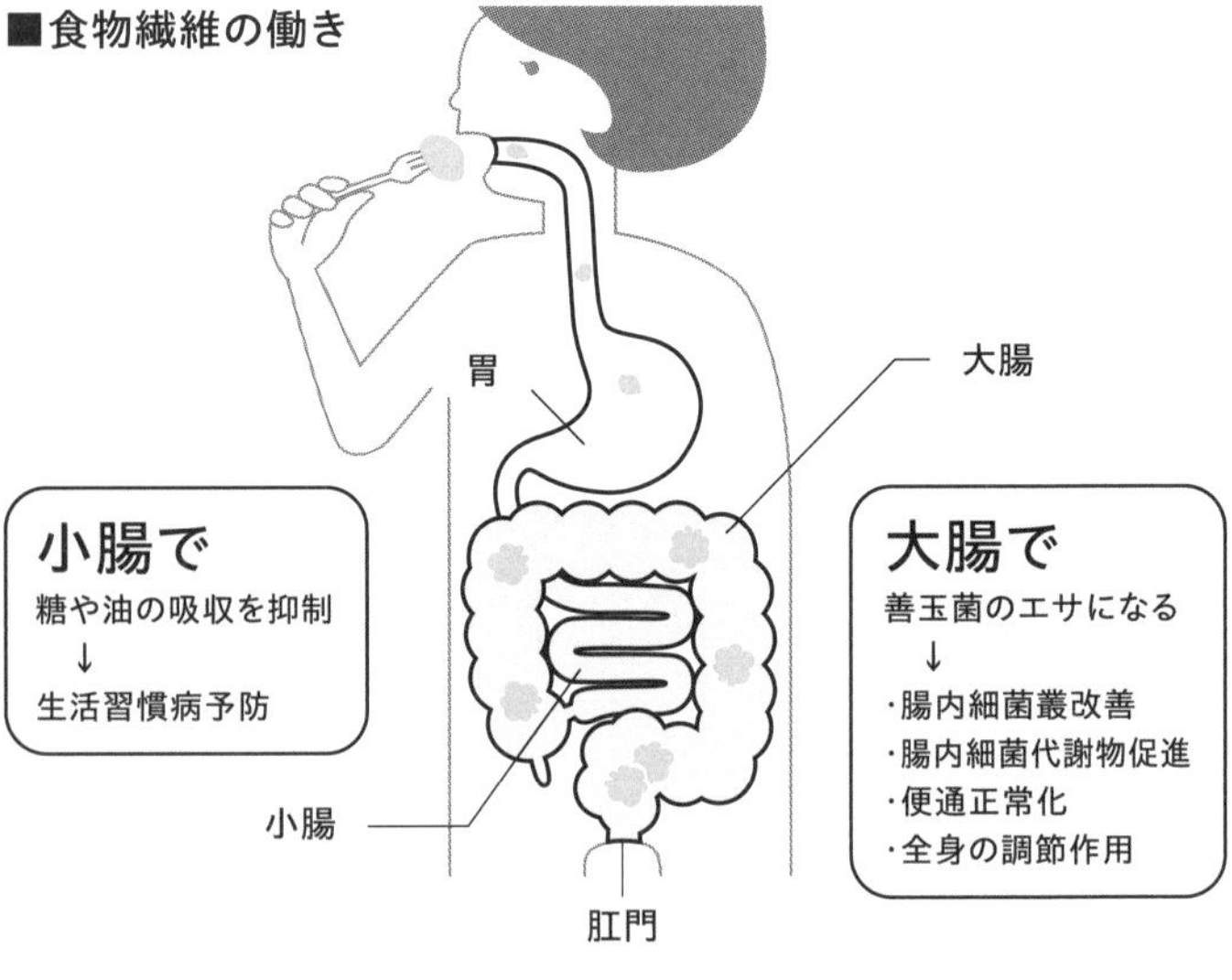

何日排便されないと便秘なの？

小腸から大腸に送り込まれたカス（消化物）は、はじめは液状です。だんだんお粥状になり、少しずつ塩分などのミネラルや水分が吸収されながら固形化して便になります。

直腸にまでたどり着いた便は、あとは排便するのみの状態です。このときで水分量は約75％。固形分は約25％で、水分量が80％を超えると下痢になります。

うんこの量は個人差もありますが、目安はバナナ１本です。１日あたり１００～２５０グラムくらいで、バナナ１本が約１５０グラムです。

「毎日うんこが出ません。これは便秘でしょうか？」という質問をよく受けます。うんこは、多い人で１日２回。１日１回から２日に１回が健康的な人の排便のペースです。つまり、毎日うんこが出なくても便秘ではありません。

週3日未満の排便が便秘とされますが、「すっきり出た」「お腹の張りも痛みもない」「残便感がない」というのであれば、快便です。

うんこが何日出なかったから便秘だという決まりはありません。便が出なくて苦しいのなら便秘ですし、1週間うんこが出なくても平気な人もいます。『家庭医学大百科』(主婦の友社)では、高齢者は5日間排便がないと便秘としています。

どうして下痢や便秘になるの?

小腸や大腸では、食べ物を肛門に向かってまるでベルトコンベアーのように送り込む動きがあります。これが「蠕動運動」です。

蠕動が活発なときは、消化された食べ物は早く肛門から出ます。消化管を早く通過するということは、水分の吸収量も少なくなり、便は軟らかくなります。

大腸での蠕動運動が活発になりすぎると、便が腸内にとどまる時間が短くなるので、水分が吸収されないまま排出されて下痢になります。

反対に蠕動運動が低下すると、腸内に便がとどまる時間が長くなるので、便の水分が吸収されすぎてしまい、便が硬くなって便秘になります。

腸で便の水分を吸収するはたらきが落ちると、便の水分を十分に吸収できず、下痢になります。また、逆に腸での水分吸収が高まると、便が硬くなって便秘になります。


腸では、腸液をはじめ、さまざまな水分が分泌されており、水分が過剰になると、水分吸収が間に合わず下痢になります。

逆に腸からの水分分泌が低下すると、結果的に便の水分が少なくなり硬くなるので便秘になります。

このような腸のなかの活動は、すべて自律神経でコントロールされています。自律神経は、呼吸器官や消化器官などあらゆる内臓器官や血管などを調整する、自分の意思とは関係なく24時間休むことなくはたらく神経です。

自律神経には「交感神経」と「副交感神経」の2種類があり、昼間は「交感神経」、夜は「副交感神経」が活発になります。

交感神経が優位な時間帯は体が活動的になり、副交感神経が優位なときは心身がリラックスした状態になります。

自律神経が整っている場合は、この切り替えをスムーズに行うことができます。

しかし、ストレスなどによって自律神経のバランスが乱れると、コントロールがうまくいかなくなり、さまざまな不調が起こります。

私が外来で患者さんを診ていると、便通異常を訴える方が数多くいらっしゃいます。

たとえば、通勤途中の電車で急にお腹が痛くなって駅のトイレに駆け込んだ方や、大切な試験の前になるとお腹の調子が乱れがちになる方、お通じがほとんどなくなる方といった症状です。

しかし、腸の検査をしても、異常は認められません。

私が診察した当時35歳の中堅社員のAさんは、働き盛りで重要な仕事を任されていました。しかし、プレゼンの場面などでストレスを感じると、いつも腹痛に悩まされます。

Aさんはとくに週のはじめの月曜になると、腹痛・下痢の症状が強くなります。このような症状は「過敏性腸症候群」（ＩＢＳ：irritable bowel syndrome）の可能性が考えられます。

腸に異常がないのに、腹痛や腹部の不快感が続き、習慣的に便秘や下痢などの便通異常を繰り返す機能的な消化管疾患です。

日本における過敏性腸症候群の患者数は約１２００万人と推定され、20歳以上～80歳未満の一般成人人口の12・5％にあたります。10人のうち１人以上がＩＢＳにあてはまる計算ですから、ずいぶん高い割合ではないでしょうか。

ＩＢＳの方のうち下痢型が29％、便秘型が25％、下痢と便秘を交互に繰り返す混合型が46％でした。

自律神経と腸内環境は、切っても切れない関係にあります。

ストレスなど自律神経のバランスが乱れると、腸内フローラに悪影響を与えます。

逆に腸内環境を整えることで、自律神経のバランスを整えることにつながります。

腸は自ら考えて行動する

かつては脳が体のすべてをコントロールしていると考えられていました。

しかし腸管には、独自の腸管神経系が存在しています。脳以外（首から足先まで）の神経細胞の約50％が腸管に集中していて、その数は約1億個。腸は脳の次に神経細胞が多い臓器です。

たとえば、「お腹がすいた」といち早く空腹感を感じるのは、脳ではなく腸です。

腸は消化器官としての役割だけでなく、免疫系と内分泌系、神経系の働きが発達している器官であることが明らかになっています。

空腹感は、腸から分泌される食欲を促すホルモンが、脳に「お腹がすいたからなにか食べたい」という信号を伝えることで起こるのです。

1億個ある腸の神経細胞では、脳のコントロールではなく独自の神経系によって、消化液の分泌や腸管の蠕動運動など、食べ物の消化・吸収から排泄までの一連の動きをコントロールしています。

たとえ全身麻酔で脳が一時的にはたらかない場合でも、腸は何事もなくはたらき続け、消化・吸収機能は継続します。

脳の指令がなくても、腸は自ら考えて、自ら活動することができるのです。脳と同じように、外からの情報を処理し、伝達する器官なのです。

脳の状態が腸の機能に影響を及ぼしますが、逆に腸の状態のさまざまな変化が脳に伝わり、気分や感情という心の状態にも影響を及ぼします。脳と腸が互いに影響を及ぼし合う関係を「脳腸相関」といいます。

脳と腸は連携し合いながら、私たちの体やメンタルの状態をコントロールしています。

脳腸相関には、じつは腸内に棲みついている腸内細菌が関わっていることが明らかになっています。腸から脳へ送られる情報に、腸内細菌は大きな影響を与えることがわかってきています。

腸内環境を改善すれば、「テスト前にお腹が痛くなるのを防ぎ、緊張しなくなる」という期待もできます。腸内細菌の状態が脳に影響し、感情や性格までをも左右するからです。

ところで、幸せホルモンともいわれる「セロトニン」や、やる気ホルモン「ドーパミン」が、どこで作られているかご存じでしょうか。

これら脳の神経伝達物質は、脳内だけでなく、腸内細菌によって大腸でも作られています。セロトニンの約90％が腸で作られています。腸のなかのセロトニン濃度は、腸内細菌で決まります。私たちが幸せになるには、良い腸内細菌をいかに育てるかにかかっているのです。

腸内フローラのバランスが悪ければセロトニンもドーパミンも減少します。

逆に、腸内フローラに良い菌が増えれば、セロトニンもドーパミンも増加することがわかっています。

腸が整えばストレスにも強くなる

腸では抗ストレス作用のある「GABA《ギャバ》」も生成されています。GABAは腸内細菌の一部が作ることが明らかになっています。

外的ストレスに対して負けない作用があり、関節リウマチや糖尿病による炎症といった症状を和らげる効果があります。

ほかにも、GABAにはセロトニンと同じように、興奮を引き起こすホルモンを抑える作用があり、睡眠障害の改善にも役立ちます。

ＧＡＢＡは、臓器の末梢血管にある交感神経系の伝達を抑えて、血管の収縮を緩やかにすることから、血圧を下げる作用があることも報告されています。

ＧＡＢＡは、バナナ、トマト、メロン、パプリカ、ぶどうなどの食品に含まれます。

私はほぼ毎朝、豆乳にバナナ１本と水溶性食物繊維５グラムを加えた「特製スムージー」を飲んでいます。レシピは１４４ページでお伝えします。

認知症やうつ病の人の便を調べると、腸内細菌のバランスが乱れており、悪玉菌の一種である腐敗菌の「ウェルシュ菌」が非常に多く検出されます。

とくに高齢になると、便から検出されるビフィズス菌が減少し、若いころには検出されなかったウエルシュ菌などの悪玉菌が、高確率で検出されるようになります。

年を重ねるとともに、「積極的に腸内の善玉菌を増やして、良いうんこを出す」ことが健康を維持するうえで非常に重要となります。

ちなみに悪玉菌のウエルシュ菌は、牛肉や豚肉などの動物性タンパク質が大好きです。

動物性タンパク質を食べると悪玉菌が優勢になり、ウェルシュ菌によって腸内で腐敗して、アンモニアやインドール、スカトールといった悪臭を放つ有害な化学物質を生産します。

「最近、おならが臭い」という人は、腐敗によるものです。ニオイもさることながら、有害な毒素も出すので大腸の劣化を招きます。

糖質制限ダイエットがブームですが、ご飯やパンなどの炭水化物をとらなければ、肉はいくら食べてもOKというのは間違いです。

肉には善玉菌のエサとなる食物繊維はほとんど含まれません。炭水化物は、糖質だけでできているのではなく、糖質と食物繊維の総称です。

ご飯を食べないと善玉菌のエサとなる食物繊維が減り悪玉菌のエサを増やす、ということをしっかり覚えておきましょう。

脳だけじゃない腸との深い関係

腸と深い関わりがあるのは脳だけではありません。

心臓や肺、腎臓など、さまざまな臓器ともネットワークを作って常に連携しています。

●心臓 腸内環境の状態によって、心拍数が増えたり減ったりし、腸内の血流を変化させる

●肺 深い呼吸をすると、自律神経の副交感神経が優位になり、腸の蠕動運動が促進される

●腎臓 腎臓を守る腸内細菌がある。腎臓のはたらきは、血液を濾過《ろか》して、老廃物と体に必要なものを仕分けして尿を作ること。便秘の人は、腸内で腎臓に悪影響を及ぼす物質が作られ、腎臓病になりやすくなることが明らかになっている

●副腎 腸内で炎症が起こると、ストレスホルモンのコルチゾールを大量に分泌する。

副腎の機能が低下すると、慢性疲労の原因に

良いうんことはどんなうんこ？

良いうんことはどんな便なのでしょうか。便のおよそ3分の1は腸内細菌の死骸です。

良いうんこのチェックポイントは3つで、色・かたち・ニオイです。トイレでは、必ず自分のうんこを確認する習慣をつけましょう。

良いうんこの色

■黄色に近い黄土色の便

良いうんこです。理想的なうんこの色といえます。

■濃い茶色の便
脂肪分のとりすぎを意味します。便が大腸にとどまっている時間が長いと水分が吸収され、便の色は濃くなります。
■チョコレートのような真っ黒な便
とくに泥状の便は、胃潰瘍などの出血のおそれがあります。
■赤い便（出血している）
大腸がん、憩室《けいしつ》出血、虚血性大腸炎などの病気の可能性があります。

良いうんこのかたち

■バナナ便
バナナのように、長くまっすぐで、表面がなめらかな便が良いうんこです。
表面がなめらかなのは、大腸の粘液分泌が盛んであることを反映しています。大腸の粘膜上皮細胞からの粘液分泌が正常に機能している証拠です。

バナナ便は、トイレットペーパーで肛門を拭いても、ほとんど汚れないのが特徴です。

■コロコロと出てくる便

ウサギや鹿のフンのようにコロコロと小さい塊の便は、大腸の腐敗が進み、深刻な便秘とされます。

■流動状の軟らかい便

大腸の機能が低下し、水分吸収が働いていないことを示します。あるいは大腸の通過時間が短く、水分吸収が足りていません。

良いうんこのニオイと頻度

無臭の便が理想的なうんこです。

健康的な良いうんこは、酸っぱさを感じさせるニオイです。漬物が発酵したときのようなニオイです。

排便の頻度では、週に3回以上、定期的にお通じがあれば良好です。

日本人5155名を対象に行った排便頻度に関するアンケートでは、次のような結果でした。

週に3〜7回　66・6％

週に8回　25・0％

週に0〜2回　8・4％

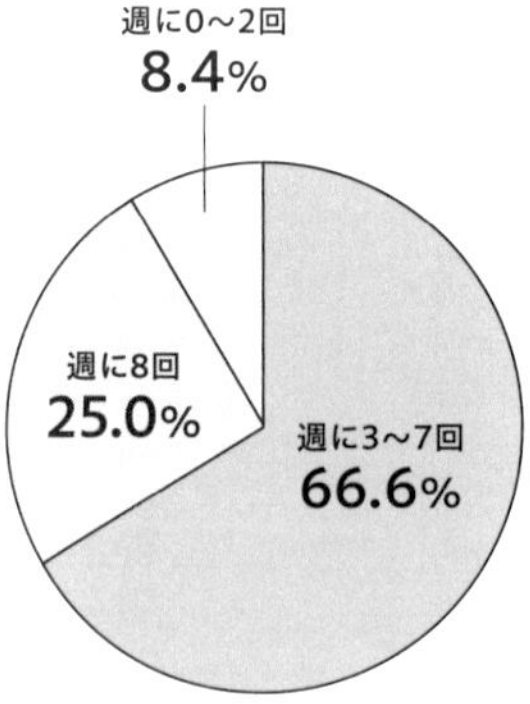

自分のうんこをチェックしてみよう

下の表は、「ブリストル便性状スケール」といわれ、1997年に英国のブリストル大学で開発されたものです。

世界的な研究でもよく使用され、私も便の状態を患者さんに尋ねるとき、健康状態を把握するために使用しています。少し詳しく見てみましょう。

消化管の通過時間		
非常に遅い（約100時間）	①コロコロ便	硬くてコロコロの兎の糞状の便
	②硬い便	ソーセージ状であるが硬い便
	③やや硬い便	表面にひび割れのあるソーセージ状の便
	④普通便	表面がなめらかで軟らかいソーセージ状、あるいは蛇のようなとぐろを巻く便
	⑤やや軟らかい便	はっきりとしたしわのある軟らかい半分固形の便
	⑥泥状便	境界がほぐれてふにゃふにゃの不定形の小片便・泥状の便
非常に早い（約10時間）	⑦水様便	水様で固形物を含まない液体状の便

①　コロコロ便は要注意

硬くてウサギのフンのようにコロコロした便は、明らかに病気です。いますぐ病院を受診してください。

市販の薬（刺激性下剤など）に頼っている方は要注意です。薬は依存性があり、毎日のように服用すると効果が薄れてしまいます。

毎日のように刺激性の便秘薬を服用し続けると、腸が黒くなり大腸メラノーシスの状態になることがあります。大腸の蠕動機能が次第になくなり、手遅れになります。

②⑥　硬い便と泥状便。健康と不健康の境界域

健康と不健康の境界域です。

これまでたくさんの患者さんを診てきた経験から言うと、以前は③か④だった人が、

環境の変化などによって1～3か月の経過で気づかないうちに②の状態になっている場合が多く見られます。

・結婚や転勤などを機に、食生活が変わっていませんか？
・肉食が増えていませんか？
・油っぽいものばかり食べていませんか？
・コンビニ食が増えていませんか？
・ファストフードやスナック菓子などよく食べていませんか？

自分のライフスタイルを見つめ直してみてください。

③④⑤　やや硬い～やや軟らかい便は正常です。なめらかで軟らかなバナナ状が最高

欧米の研究では、③④⑤を「正常」と分類しています。
アジアの研究者の間では、④のみを正常と考えるほうがいいという意見もあります。

③の表面にひび割れがあるバナナ状の便よりも、もっとも理想的なのが④のなめらかで軟らかなバナナ状の便です。

④の便が出る頻度が減ってきたら、要注意と考えましょう。

⑦ 水様便なら、いますぐ病院へ

いますぐ病院を受診してください。

過敏性腸症候群の可能性も考えられます。

下痢型の過敏性腸症候群の方にも特効薬などが使用できるようになっています。

どうしたら良いうんこを出すことができるかについて、次の章で詳しく説明していきます。

PART 3

腸内フローラを活性化させる食物繊維

脳と心の状態にも大きな影響を及ぼす腸内フローラ

かつて食物繊維は、「エネルギーにならない」「食べ物の栄養素が吸収されたあとの残りカス」といわれていました。

しかし、1971年にイギリスのバーキット博士が、食物繊維の摂取量が少ないと大腸がんの発生リスクが高くなるという研究結果を発表しました。

それ以来、食物繊維は体に必要不可欠な栄養素であると位置づけられるようになったのです。

いまは食物繊維は、「第6の栄養素」として、体にとって重要なはたらきをすることがわかっています。

私たち人間の消化酵素は、食物繊維を消化する力を持っていません。胃や小腸で分解され、消化・吸収されて大腸に送り込まれてきた残りカスは「腸内細菌」によって分解されます。

私たちの大腸に棲む細菌の種類は、約1000種類。数にして100兆個以上。ものすごい数の細菌が大腸に棲みついていて、重さは1・5キロから2キロともいわれています。

これら腸内細菌は、3つに分類されます。善玉菌、悪玉菌、日和見菌です。理想的なバランスは、［善玉菌2］対［悪玉菌1］対［日和見菌7］です。

これらが集団を作っている様子が花畑に似ていることから「腸内フローラ」と呼ばれています。

これらの菌は、お互いに密接な関係を持ちながら、複雑にバランスをとっています。なんらかの原因で腸内フローラのバランスが乱れると、下痢や便秘、肥満、肌荒れなどの不調が起こります。第2章で紹介したさまざまな病気も引き起こします。

病気や不調だけではなく、うつ病や認知症など脳と心の状態にも大きな影響を及ぼします。

老化も防止する善玉菌

善玉菌は、私たちの体に良いはたらきをする菌です。

種類でいうと、耳にすることの多い乳酸菌やビフィズス菌などです。

乳酸菌入りやビフィズス菌入りのヨーグルトが売られているので、みなさんも体に良いというのをよくご存じでしょう。

乳酸菌は、味噌や醤油、酢、ぬか漬け、キムチ、納豆、チーズなどの発酵食品に豊富に含まれています。

これらの善玉菌がどのようなはたらきをしているのでしょうか。

善玉菌は、腸内を酸性に傾け、大腸に入ってきたカスを「発酵」させ、短鎖脂肪酸と呼ばれる酸（とくに酪酸）を生産します。

酸性化した腸内では、悪玉菌が増殖するのを抑え、腸の蠕動運動を活性化し、食中毒菌や病原菌による感染を予防します。

また、発がん性を持つ腐敗産物が産生されるのを抑制して良い腸内環境を作ります。まとめると善玉菌は次のような優れたはたらきをします。

【善玉菌のはたらき】

・免疫力を高め、病原体から防御する
・消化吸収を助ける
・ビタミン群（B_1・B_2・B_6・B_{12}・K・葉酸）を合成する
・蠕動運動を促進する
・老化を防止する

大腸がんの芽を作る悪玉菌

悪玉菌は、私たちの体に悪いはたらきをする菌です。

ウェルシュ菌や大腸菌（有毒株）、ブドウ球菌などがあります。

腸内をアルカリ性に傾けて腐敗させます。脂肪や糖分を好んで食べ、発がん物質などを作り出します。

ウェルシュ菌は、牛肉や豚肉といった動物性タンパク質を腐敗させ、おならのニオイのもととなるアンモニアやスカトールといった悪臭を放つ有害の化学物質を生産します。食事でなにを食べたか、その材料によって、大腸内でまったく異なるものを生産するのです。さながら工場のようですよね。

アンモニアやスカトールといった有害化学物質が生産されると、大腸粘膜を直接、傷つけます。この化学物質が大腸がんの芽を作るともいわれています。

近年の研究によると、悪玉菌のなかには、ストレスホルモンを感知して増殖するタイプが存在するという報告もあります。

やせ菌の正体でもある日和見菌

日和見菌は、バクテロイデス、大腸菌（無毒株）、連鎖球菌などです。

善玉菌と悪玉菌のうち優勢なほうの味方をしますが、バクテロイデスは善玉菌を好む日和見菌です。

やせている人や「やせの大食い」タイプの人の腸内フローラを調べると、ビフィズス菌といった善玉菌が多く、日和見菌であるバクテロイデスが多いという研究結果があり、別名「やせ菌」といわれています。食欲を抑制したり、全身で脂肪細胞にはたらきかけて脂肪の取り込みを止めて脂肪蓄積を予防したり、全身の代謝を上げてエネルギー消費量を上げるサポートなどをしています。

善玉菌を増やす4つの方法

どうしたら腸内の善玉菌の割合を増やすことができるのでしょうか。

増やすためには、「プロバイオティクス」「プレバイオティクス」「シンバイオティクス」「ポストバイオティクス」の4つがあります。

①善玉菌そのものを含む食品を食べて増やす（プロバイオティクス）

ビフィズス菌を多く含む食品は、ヨーグルト、味噌、漬物などです。

乳酸菌を多く含む食品は、ヨーグルト、チーズ、ぬか漬け、キムチ、味噌、醤油などです。

ただし、継続的に摂取することが大切です。

なぜなら大腸に定着しづらく、いつまでも腸内に留まってはたらき続けてくれないからです。

私たちの腸に棲む細菌の種類や数は、人によって傾向が決まっています。新たに乳酸菌を摂取しても、そのままずっと腸内に棲み着くことはできないといわれています。良いものを1回食べたからといって、ずっと腸の調子が良くなるわけではありません。善玉菌そのものを含む食品を食べ続けることが重要です。

②腸内の善玉菌が好むエサを与えて、善玉菌の数を増やす（プレバイオティクス）

善玉菌が大好きなエサは、野菜類や果物類、豆類などに多く含まれるオリゴ糖と食物繊維です。

ただ、オリゴ糖を多量に摂取すると、下痢を起こしたり、ガスが発生してお腹が張ったりすることがあります。

フォドマップといって、腸に良いとされる食べ物を食べすぎると、大腸内で過剰にガスが発生して、腹部の膨満感や便秘に悩まされる人もなかにはいます。「お腹が張る」「おならが多い」「下痢になりやすい」「便秘になりやすい」という人はフォドマップが原因として考えられます。

フォドマップは、FODMAPと表し、F=fermentable（発酵性の）、O=oligosaccharides（オリゴ糖）、D=disaccharides（二糖類）、M=monosaccharides（単糖類）、And、P=polyols（ポリオール、糖アルコール）の頭文字から名づけられました。

高フォドマップ食は、いわゆる一般的に腸に良いとされる納豆やキムチ、大豆、小麦粉、ごぼう、ヨーグルト、りんごなどで、小腸で消化吸収されにくい低分子の発酵性の糖質の総称です。

フォドマップは腸で吸収されにくいため、食べすぎると小腸内で濃度が上がり、薄めようとして小腸の中に大量に水分が引き込まれます。

そうすると蠕動運動が過剰にはたらき、腹鳴《ふくめい》や腹痛、下痢を引き起こします。人によっては過敏性腸症候群を引き起こす場合もあるので注意が必要です。
これが大腸に到達すると腸内細菌のエサとなって急激な発酵が起こります。
それがガスの発生、腹部膨満感、便秘となります。
発酵されずに残ったフォドマップは、腸の粘膜にはたらきかけ下痢を引き起こします。
思いあたる人は、一度病院で調べてもらいましょう。

①と②をダブルでとって腸内の善玉菌を増やす（シンバイオティクス）

①で定着しづらい善玉菌を食べると同時に、②の大腸に棲む善玉菌のエサも食べることで、腸内の善玉菌をさらに増やす効果が期待できます。
これがプロバイオティクスとプレバイオティクスの2つを同時に（syn＝いっしょに）とる「シンバイオティクス」です。

すでに臨床の現場でも広く応用されはじめています。外科手術を受けた患者さんは、腸内フローラのバランスが乱れ、腸管バリアが破綻し、免疫機能が低下するなどの複合的な要因から、感染性合併症に至ると考えられています。

シンバイオティクス投与によって、腸内フローラのバランスが正常化し、腸管バリア機能が維持されるため、患者さんが感染性合併症になるのを抑制することがわかっています。

また、がん患者さんは、化学治療によって腸内の善玉菌が減少し、感染症起因菌の増加が認められています。

シンバイオティクスの投与によって、腸内フローラの乱れが回復し、骨髄機能の抑制や粘膜障害、下痢、感染症といったさまざまな副作用を低減することも報告されています。

これまで感染性の予防には抗生物質（アンチバイオティクス）が主流でした。「アンチ」ですから、抗生物質は体内に入ってきた病気の原因となる悪い細菌を死滅させることで、病状を改善させます。

その一方で良い菌（腸内の善玉菌）まで死滅させてしまいます。

免疫力を高めるためには、善玉菌が大切です。善玉菌の数が減ると、抵抗力と免疫力を獲得するのに時間がかかり、風邪をこじらせる原因になります。

抗生物質は、1週間の服用で腸内細菌をすべて死滅させるともいわれています。

現在は、風邪で抗生物質が処方されることは少なくなりました。また、睡眠薬や精神安定剤、抗うつ薬などは、副作用として腸の働きが抑えられて便秘が起こりやすくなります。

抗生物質の多用によって、薬に耐性を持つ病原菌も出現してしまうことになり、その予防目的でシンバイオティクスは病院施設でも広く活用されています。

腸内フローラのバランスを正常化し、善玉菌の力で対処するよう、治療方針は大きく変わってきています。

腸内細菌が生み出す代謝産物（ポストバイオティクス）

さらに、「プロ」でも「プレ」でも「シン」でもない、ポストバイオティクスが数年前から研究されてきています。

食品成分を材料にして腸内細菌が作り出す代謝産物がポストバイオティクスです。菌が腸で作り出したポストバイオティクスが、腸から吸収され、体じゅうではたらいて、健康に有用であることがわかっています。代表的なポストバイオティクスは、「短鎖脂肪酸」です。

いま注目されている短鎖脂肪酸

短鎖脂肪酸は有機酸の一種で、腸内細菌が食物繊維やオリゴ糖をエサにして生み出す成分です。

私たちの腸と全身に有益に働く短鎖脂肪酸は、酪酸、酢酸、プロピオン酸の3つです。

第2章でストレス緩和、睡眠の質を改善するとして紹介したGABAも腸内細菌が生み出すポストバイオティクスのひとつです。

短鎖脂肪酸は、腸内環境を良くするだけでなく、血流に乗って全身に運ばれ、肝臓や筋肉、腎臓などの組織でエネルギー源や脂肪を合成する材料として利用されます。

短鎖脂肪酸	酪酸
	酢酸
	プロピオン酸

短鎖脂肪酸が腸内環境に与える良い影響

●腸内を弱酸性に保ち、有害な菌が増えるのを抑制
●善玉菌の発育を促進
●蠕動運動を促す
●腸が水やナトリウムを吸収する際のエネルギー源になる
●便秘を改善
●下痢を改善
●過敏性腸症候群を改善
●潰瘍性大腸炎を改善
●クローン病を改善
●腸管（大腸の粘膜上皮細胞）のバリア機能を強化する　……など

最後にあげた腸管のバリア機能が強化されれば、「腸漏れ」を予防・改善できます。

腸漏れは、腸内の粘膜に隙間ができ、そこから血中に毒素や細菌、未消化の食べ物などが漏れる症状です。「リーキーガット症候群」といいます。

全身の不調と病気の原因となり、下痢や疲労感、免疫力低下、動脈硬化、自己免疫疾患など、さまざまな疾患につながります。

腸漏れが一般的に知られるようになったのは、テニスのノバク・ジョコビッチ選手のグルテン不耐症による腸漏れでした。彼はグルテンフリーで体調を回復しました。

短鎖脂肪酸の酪酸は、腸粘膜を構成する細胞のエネルギー源になり、その結合を強固にします。結合が強くなれば、腸内のさまざまな異物が体内に透過・侵入するのをブロックします。

腸だけじゃない！　短鎖脂肪酸が全身に与える良い影響

　水溶性食物繊維を積極的に食べると、次のような作用をもたらし、症状が改善されることが報告されています。

●血糖値を一定に保つホルモン「インスリン」の分泌を調整
●全身の代謝を活性化
●血管の柔軟性を高めて、動脈硬化を防止。高血圧を改善
●脂肪が栄養分を取り込むのを抑え、肥満や糖尿病の予防
●炎症を抑制する物質を作って、生活習慣病を予防・改善
●制御性T細胞を活性化する（免疫力の調節）
●アトピー性皮膚炎を改善
●ぜんそくを改善

●メタボリックシンドロームを改善
●うつ病や自閉症などの精神疾患の予防　……など

制御性T細胞は、免疫力を調節する細胞です。

活性化すると、バランスのとれたちょうどいい具合に免疫力を保つことができます。免疫力が強すぎると暴走します。それがコロナ禍で話題になった「サイトカインストーム」です。制御性T細胞の活性が低下していると、免疫が暴走して正常な細胞まで攻撃してしまうのです。

短鎖脂肪酸の一種である「酪酸」をつくる酪酸菌には、胃酸と抗生物質の両方に強い菌があります。たとえば日本人の腸内細菌のなかから分離され、広くプロバイオティクスとして使用されている宮入菌も強い菌のひとつです。宮入菌は芽胞と呼ばれるカプセルのようなものに包まれているため、胃酸に負けることなく生きて腸まで届きやすい性質を持っています。

そのため細菌性腸炎の治療として、抗生物質と一緒に宮入菌などの酪酸菌製剤を処方することが多くあります。

医師が処方している整腸剤の44・8％が「酪酸菌配合製剤」ともっとも多く、次がビフィズス菌配合製剤でした（日経メディカルOnline調べ）。

市販されている酪酸菌配合のサプリメントもあります。ビオスリー®Hi錠、強ミヤリサン錠、太田胃散整腸薬、長寿菌のチカラなどです。

水溶性食物繊維を積極的にとり、サプリメントや整腸剤も上手に活用しましょう。

ダントツで短鎖脂肪酸の産生を促すグアー豆食物繊維

世界保健機構（WHO）は、成人の1日あたりの食物繊維量として、天然由来の25グラムを推奨しています。日本では、厚生労働省が20グラム前後を推奨していますが、20グラムを摂取するのは容易ではありません。

短鎖脂肪酸を増やすにはどうしたらいいのでしょうか。

日本消化管学会による『便通異常症診療ガイドライン２０２３』が公開されました。慢性便秘症だけでなく、今回はじめて慢性下痢症についてのガイドラインも示されました。

ガイドラインのなかで、慢性便秘症に対して、排便回数を有意に増加させる食物繊維として紹介されたのが「グアー豆食物繊維」です。グラフを見ればわかるように、

■短鎖脂肪酸産生量の比較（糞便培養）

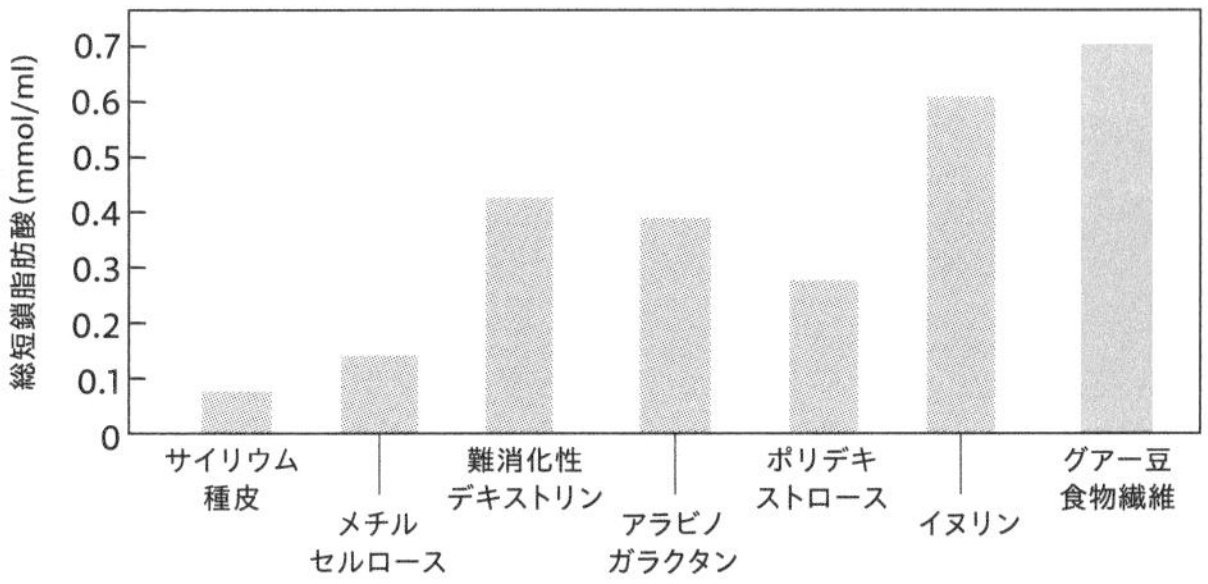

	酢酸	プロピオン酸	酪酸	糞便培養液中の24時間生成量
グアー豆食物繊維	35%	36%	28%	54.6 mg/ml
フラクトオリゴ糖	59%	25%	16%	38.6 mg/ml
セルロース	35%	55%	9%	38.3 mg/ml

J Med Food 8, 113-116 (2005), Anaerobe 6, 87-92 (2000)

ダントツで短鎖脂肪酸の産生を促進しやすい特徴をもちます。

日本初のローフォドマップに認定されたグアー豆食物繊維とは？

グアー豆食物繊維の原料である「グアー豆」は、インゲンマメと形の似たマメ科の植物で、インドやパキスタンなどの乾燥した地域に自生しています。このグアー豆からとれるグァーガムを酵素で分解し、加工して得られる水溶性食物繊維がグアー豆食物繊維です。

グァーガムはそのままでは粘り気が強すぎて使いにくいため、粘り気を弱くしたものがグアー豆食物繊維（ＰＨＧＧ）です。聞き慣れない言葉ですが、「増粘多糖類」として、アイスクリームやドレッシングなどに「とろみ」を持たせるために使われている身近な食材です。

食物繊維には２種類あり、水に溶ける水溶性食物繊維と、水に溶けない不溶性食物繊維があります。

　水溶性食物繊維は、不溶性食物繊維よりも腸内の善玉菌によって発酵されやすいという性質があります。

　グアー豆食物繊維がすばらしいのは、水溶性食物繊維のため高い発酵性を持ちながら、ゆっくり発酵が進むところです。発酵が早く起こりすぎると、水素ガスや二酸化炭素ガスなどのガスがたまりやすくなります。腸内でガスがポコポコ出てくると、お腹が痛くなったり、下痢を引き起こしやすくなったりしますが、グアー豆食物繊維はそれが起こりにくいのです。

■水溶性食物繊維の発酵性の違い

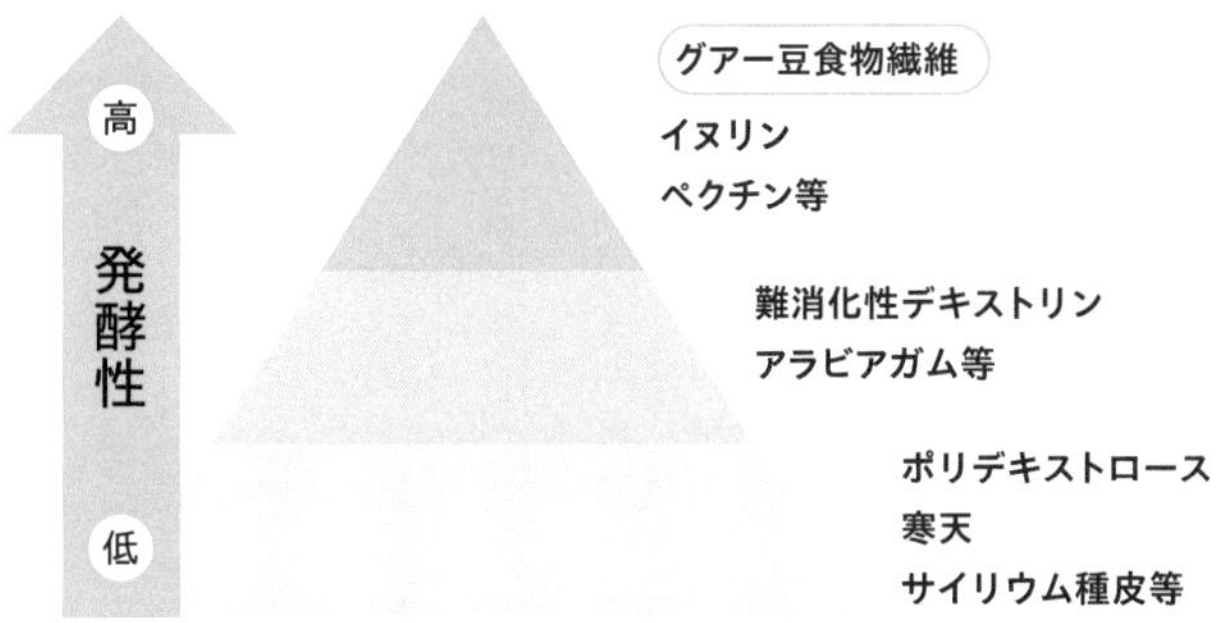

この特性が認められ、グアー豆食物繊維は日本ではじめてロー（低）フォドマップに認定されました。

高齢者の自立排泄にも貢献

グアー豆食物繊維は、水溶性食物繊維のなかでも発酵性が高いプレバイオティクスとして知られており、腸管バリア機能を高める研究報告も多数。高齢者の自立に取り組む施設のプログラムの一環として採用されたり、食事制限をされている方、ＩＣＵ（集中治療室）患者、透析患者、小児下痢患者、流動食患者などを対象に、現在、全国５０００か所以上の医療・介護施設で利用されています。

腸内で善玉菌がグアー豆食物繊維をエサとして発酵を行うと、腸の栄養になる短鎖脂肪酸が産生され、さらにその酸によって腸内を善玉菌の増殖に適した酸性の環境にして、腸内環境を改善します。

2種類ある食物繊維

先ほども触れたように、食物繊維には、「不溶性食物繊維」と「水溶性食物繊維」の2種類があります。

善玉菌のエサになりやすいのは水溶性食物繊維で、腸内フローラのはたらきをサポートします。

それぞれの役割についてまとめました。

水分を吸収して数倍に膨れる不溶性食物繊維

●水に溶けにくく、腸内で水分を吸着して、数倍に膨れる
●便のカサが増す
●腸の蠕動運動を促し、便秘や痔を予防・改善する

●腸内の有害物質や老廃物を体の外に排出し、大腸がんを予防する

不溶性食物繊維の種類は、主に次の5つです。

●セルロース　穀類、野菜、豆類、いも類
●ヘミセルロース　小麦ふすま、豆類
●リグニン　ココア、豆類
●キチン　エビ、カニなどの甲殻類
●キノコキトサン　きのこ類

なかには腸のはたらきが落ちた状態で不溶性食物繊維をとりすぎると、消化しきれずに腸のなかで詰まり（腸閉塞）、お腹の張りや排便困難になるケースもあります。

腸内細菌のエサになりやすい水溶性食物繊維

- ●水に溶けると粘度を増す
- ●便の状態を整えて、軟らかくしてスルリと出しやすくする
- ●胃にとどまる時間が長く、消化吸収のスピードを遅くする
- ●脂肪や糖分の吸収を緩やかにして、血糖値の急上昇を抑える
- ●余分な糖と脂肪を体外へ排出する
- ●腸内の善玉菌のエサとなって、増殖を促す

便を軟らかくして、スムーズな排便を助け、糖分の吸収を緩やかにし、血糖値の急上昇（血糖値スパイク）を抑えます。

また、脂肪の吸収を抑えたり、血中コレステロールを低下させるはたらきもあります。糖尿病や肥満、コレステロール値が高い人が積極的にとりたいのが水溶性食物繊

維です。

水溶性食物繊維も不溶性食物繊維も、どちらも腸内細菌によって分解され、ビフィズス菌などの善玉菌を増殖させます。しかし、水溶性食物繊維のほうが比較的分解しやすい形であるため腸内細菌のエサになりやすい、つまり「発酵性が高い」のです。

水溶性食物繊維の種類は、主に次の7つです。

●ペクチン　りんご、みかん、バナナなど熟した果物
●アルギン酸　昆布、わかめなどの海藻類
●フコイダン　もずく、昆布
●アガロース　寒天
●β-グルカン　なめこ、里いも
●ガム質　大豆、大麦、ライ麦
●イヌリン　菊いも、ごぼう

■水溶性食物繊維ランキング50（単位g／可食部100gあたり）

1	白きくらげ（乾燥）	19.3	26	プルーン（乾燥）	3.4
2	らっきょう	18.6	27	いちじく（乾燥）	3.4
3	ケール青汁	12.8	28	ゆり根（乾燥）	3.3
4	つるにんじん	10.7	29	のびる（生）	3.3
5	干しわらび	10	30	オートミール	3.2
6	エシャレット	9.1	31	ゆり根（ゆで）	3.2
7	亜麻仁（煎）	9.1	32	しいたけ（乾燥）	3
8	あずき（乾燥）	7.7	33	ブルーベリー（乾燥）	3
9	きな粉	7.6	34	ドライマンゴー	2.8
10	かんぴょう（乾燥）	6.8	35	きな粉（黄大豆）	2.7
11	大麦押し麦（乾燥）	6.7	36	ごま（煎）	2.5
12	抹茶（乾燥）	6.6	37	乾燥マッシュポテト	2.5
13	ドライトマト	6.4	38	あずき（ゆで）	2.5
14	アーティチョーク（ゆで）	6.3	39	さつまいも（蒸し切干）	2.4
15	黄大豆（乾燥）	6.1	40	糸引き納豆	2.3
16	干しぜんまい（乾燥）	6.1	41	蒸し大豆	2.3
17	大麦米粒麦	6	42	きんかん（生）	2.3
18	黒大豆（乾燥）	5.8	43	ごぼう（生）	2.3
19	チアシード（乾燥）	5.7	44	米ぬか	2.2
20	ピュアココア	5.6	45	豆味噌	2.2
21	じゃがいも（皮つき・生）	5.4	46	てんぺ	2.1
22	切り干し大根（乾燥）	5.2	47	ひきわり納豆	2
23	小麦（玄穀）	5.1	48	ライ麦パン	2
24	あんず（乾燥）	4.3	49	金時にんじん（ゆで）	2
25	にんにく（生）	4.1	50	バナナ（乾燥）	2

食物繊維の摂取量が少ない人は大腸がんのリスクが2倍

食物繊維の摂取量が1日10グラム未満の人が食物繊維の摂取量を増加させると、大腸がんのリスクが低下することが、ヨーロッパの研究で明らかになりました。

日本でも、食物繊維の摂取量と大腸がんの発生について、10年以上の長期観察研究が実施されています。

それによると、女性で食物繊維の摂取量が極めて少ない人は、もっとも多く摂取している人に比べて、大腸がんのリスクが2倍という結果でした。

女性の死亡者数の第1位が大腸がんであることを考えると、少しでも多くの食物繊維を日々の食事にとり入れたいものです。

国が目標とする食物繊維量を摂取するのは不可能!?

日本人の平均食物繊維摂取量は、戦後の1947年には1人あたり1日27・4グラムでした。

しかし、年々穀類やいも類・豆類の摂取量が減少していくのに伴い、食物繊維摂取量も減少。2018年時点で、平均摂取量は男女ともに1日あたり14・4グラムと、1947年のほぼ半分にまで減っています。

■全世代で食物繊維が不足している

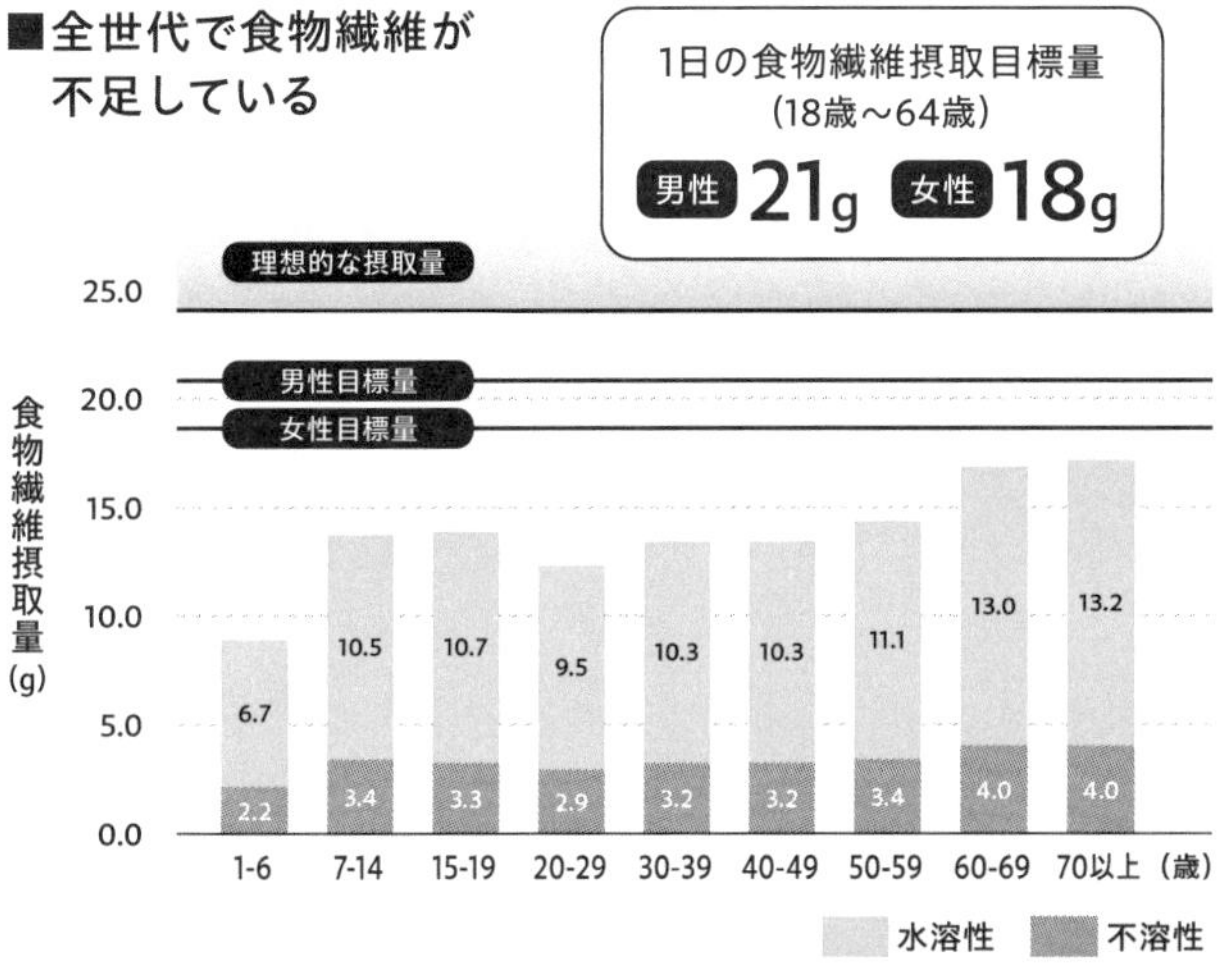

国民健康・栄養研究所 HP より食物繊維摂取量の平均値（2019）より算出

大きな原因は、食生活の欧米化です。肉や乳製品の摂取が増え、お米の摂取量が減り、大麦などの雑穀を食べなくなったことがあります。

国が定めた「日本人の食事摂取基準」（２０２０年版）では、１日あたりの「目標量」は18～64歳で男性21グラム以上、女性18グラム以上、65歳以上では男性20グラム、女性17グラムとされています。この量でも不十分とされ、２０２５年には改訂され、より目標値が高くなるとされています。

この量は、生活習慣病の発症予防を目的として、現在の日本人が当面の目標とすべき摂取量です。

しかし、「国民健康・栄養調査」によると、成人男性・女性が実際に摂取している食物繊維量は１日あたり平均14グラム程度ということがわかっています。１日５～６グラム以上の食物繊維が不足しているのが現状です。

理想は１日あたり24グラム以上の摂取です。不溶性食物繊維と水溶性食物繊維の割合は２対１です。

［不溶性食物繊維2（16グラム）］対［水溶性食物繊維1（8グラム）］

欧米では心筋梗塞や脳卒中、2型糖尿病、乳がん、胃がん、大腸がんなど、1日あたり24グラム以上の摂取で発症リスクが低下した研究報告があります。

私たち日本人も、できればあともう10グラムの食物繊維を食べたいところですが、食品で補おうとすると次の量が必要になります。

- ●レタス　中3個
- ●さつまいも　2本弱
- ●バナナ　9本
- ●キャベツ　½個
- ●白いご飯　茶碗10杯以上

あと10グラムの食物繊維をとるのは容易なことではありません。どうしたらいいのでしょうか？

ここでおすすめしたいのが、植物由来の水溶性食物繊維、グアー豆食物繊維です。

食物繊維たっぷり！ 内藤式スペシャルスムージー

不足している分の食物繊維を食品から摂取するのは、ほぼ不可能です。

忙しい私は、顆粒で水に溶けやすいグアー豆食物繊維をスムージーに入れてほぼ毎朝、飲んでいます。そのレシピを紹介しましょう。

【材料】

・バナナ　１本

・豆乳　２００ミリリットル

・グアー豆食物繊維　1包（6グラム）
・緑茶青汁粉末　1包（3グラム）
・はちみつ　小さじ1

【作り方】

すべての材料をハンドミキサーで攪拌《かくはん》する。お好みできな粉やオリーブオイルを加えても。

内藤式スペシャルスムージーがすごいわけ

私は牛乳ではなく、豆乳を使っています。

豆乳は低エネルギー、低脂質、低糖質なうえ、心筋梗塞など循環器疾患のリスクを増加させる飽和脂肪酸が少ないからです。

また、豆乳には食物繊維とオリゴ糖が含まれ、腸内の環境を改善します。オリゴ糖は、善玉菌のエサになります。

はちみつにもオリゴ糖が含まれています。

オリゴ糖は難消化性のため、胃で消化されず大腸に直接届き、ビフィズス菌や乳酸菌のエサになります。

青汁は、甘みのないタイプを使用しています。

ケールや大麦若葉、明日葉などが含まれ、どれも食物繊維やビタミン、ミネラルが豊富です。

緑茶には強い殺菌作用を持つポリフェノール「カテキン」が含まれ、抗ウイルス作用、腸内の悪玉菌を抑制、ＬＤＬ（悪玉コレステロール）低下作用、動脈硬化予防などの効果が期待できます。

グアー豆食物繊維は、１００％グアー豆由来で、グルテンフリー、低ＧＩ食品の高発酵性の水溶性食物繊維です。1包（6グラム）で5・1グラムの食物繊維をとることができます。

バナナはすごい

バナナの健康効果については、消化促進作用や抗酸化作用、免疫力を高める作用など多岐にわたる分野の研究が発表されています。

日本人の健康な成人男女を対象に、バナナを4週間毎日摂取する前と後の腸内フローラやその他の健康面の変化を調べる研究によると、バナナを摂取したグループは、複数の悪玉菌や炎症起因菌が減少したという結果でした。

バナナに含まれている食物繊維・難消化性でんぷん、オリゴ糖が腸のはたらきを整えます。

また、幸せホルモンともいわれる神経伝達物質「セロトニン」の材料となるトリプトファンや、セロトニンの生成を助けるビタミンB_6、抗ストレスホルモンの生成に関わるビタミンCも含まれています。

セロトニンは夜になるとメラトニンに変換されるので、朝バナナは夜の睡眠を促します。

よくアスリートがバナナを練習前や試合前に食べるのは、バナナがいろいろな種類の糖を含むからです。

体内に吸収される速度がそれぞれの糖によって異なり、即効性と持続性を併せ持つ優れた糖質の供給源だからです。

バナナに含まれている食物繊維にも、糖質の消化速度を緩やかにするはたらきがあるため、腹持ちが良く、血糖値が急激に上昇しないのも特長のひとつです。

PART 4

一生オムツをしない未来を実現するグアー豆食物繊維

人間の尊厳の根幹にあるのが「食事」と「排泄」

私たち人間の尊厳の根幹にあるものは、「食事」と「排泄」です。

排泄に不安があると、出かけるのが不安になったり、家から出られなくなったりします。

そうすると、動かないことによって筋力が衰え、自分の行きたい場所へ行けなくなり、外に出て会いたい人と会っておしゃべりしたりといった人生の楽しみが減ってしまいます。

動かないと筋力が衰えるサルコペニアから「体のフレイル」につながり、行きたい場所へ行けない「ロコモティブシンドローム」へ、そして人と社会とのつながりがなくなる「社会的フレイル」、意欲・気力が低下する「こころのフレイル」とつながっていきます。会いたい人に会えないのは、つらいものです。行きたい場所に、人の手を借りなくても自分の足で行きたいとだれもが願うでしょう。

食事と排泄ができなくなると、要介護や寝たきりになってしまうリスクが高まります。いまはまだ若いから大丈夫、と先延ばしにせず、あるいはもう高齢だからとあきらめず、便秘や下痢で悩んでいるのなら、いまできることから始めていきましょう。

介護の現場がオムツに頼る理由

排泄への不安があると、生きることへの不安につながります。

排便の不安がなくなれば、自分らしく生きられます。なぜなら、自分らしくやりたいことができること=自己実現欲求が叶えられるからです。

介護施設では、オムツだった人がトイレで排泄ができるようになると、自尊心と自信がよみがえります。表情も見違えるように明るくなります。

「人と関わりたい」「人生を楽しみたい」という意欲が生まれ、外出にも積極的になります。

介護の現場では、さまざまな理由からオムツに頼るケアを余儀なくされ、高い確率で下剤が使用されています。

下剤を用いると、介護する側は排便をコントロールしやすくなります。いわゆる強制排泄です。

下剤を使うとアルカリ便になり、弱酸性の肌を強く刺激します。介護者の手がすぐに回らず、オムツ交換が遅れると、皮膚炎と床ずれに至るケースも見られます。

また、下剤を頻繁に使うことで、腸の機能が低下します。すると、自ら排便コントロールするのが難しくなり、オムツが外せなくなるという悪循環に陥ってしまいます。

「自立支援介護」に取り組む施設が増えている

このような悪循環をストップするために、介護の現場では、「できないことを介護する」のではなく、身体的・精神的に自立するためのケア「自立支援介護」に取り組む施設が増えてきています。

そのための基本的なケアが４つです。

●水分　１日１５００ミリリットル以上の水分補給
●食事　１日１５００キロカロリーの食事
●排泄　３日以内の自然排便
●運動　１日２キロの歩行運動

体を構成している水分が１～２％不足するだけで、脱水による意識障害を引き起こします。

夕方や夜間に認知力が低下したり、うつや徘徊などが見られたりするのも、水分が不足していることが原因のひとつです。

排便コントロールのために重要なのが食物繊維です。前記４つのケアを通じて、「オムツ・下剤ゼロ」実現に成功した施設も多数あります。

その成功を導いた食物繊維が、医療や介護施設など約５０００施設以上で利用されているグアー豆食物繊維です。

オムツ・下剤ゼロをサポートするグアー豆食物繊維

ある介護施設では、グアー豆食物繊維をコップ１杯あたり５グラム溶かした「ファイバー茶」を、朝昼晩の１日３回、合計15グラムを利用者さんに提供しました。グアー豆食物繊維での水溶性食物繊維の摂取は、１日15グラムが基本となっています。

いまではこのファイバー茶が、コンビニエンスストアで手に入るようになりました（２０２４年現在）。グアー豆食物繊維が入ったジャスミン茶や炭酸飲料が販売され、いつでも手軽に食物繊維がとれるので、とても便利です。

４日間排便がなかった施設利用者さんに、１日総量グアー豆食物繊維15グラムにプラスして、さらに５グラム追加して便が出るまでに毎日20グラムの摂取を続けると、多くの方が5〜6日くらいで排便に至ります。排便があったら15グラムの生活に戻します。

ファイバー茶を続けたところ、下剤で失禁してシーツまで汚してしまった人でも、水様便だったのがバナナ便が出るようになりました。下剤を廃止すると懸念される「イレウス（腸閉塞）」もありませんでした。

「オムツ・下剤ゼロ」ののち、利用者さんたちは外出する機会が増えたといいます。昼間ベッドで寝ていることがほとんどなくなり、食堂やフロアで談笑する姿も見られるようになりました。

筋肉の萎縮を抑制するグアー豆分解物

介護が必要になる原因としてあげられるのは、関節疾患や認知症、転倒・骨折、高齢による衰弱といったサルコペニア、ロコモ、フレイルが多く占めています。

じつは、脳腸相関だけではなく、腸と筋肉にも非常に深い関係性があります。腸内フローラのバランスによって、筋肉のつき方に影響する可能性があるという「腸筋相関」です。

腸内フローラが乱れていると、せっかくタンパク質をとって筋トレをしても十分な効果が得られず、筋肉がつきにくいというものです。

グアー豆食物繊維を用いたがんモデルマウスを使った研究があります。

がんになると、食欲不振や体重減少などが起こります。その原因のひとつに「がん悪液質」があります。がん細胞が作り出す「サイトカイン」という物質が炎症反応を起こし、タンパク質や炭水化物、脂肪などの代謝に異常が起こります。その異常によって筋肉の分解が進み、筋肉量が減少します。

高齢者も加齢によって筋肉量が減ってくると、筋力や身体機能が低下するサルコペニアを引き起こします。がん患者の約80％にサルコペニアが認められるというデータもあります。

■グアー豆食物繊維の筋委縮作用

▶グアー豆食物繊維は腸管バリアを賦活して筋萎縮を抑制

(腸内細菌叢改善⇒短鎖脂肪酸増加⇒腸管粘膜バリア強化⇒炎症抑制⇒筋委縮抑制)

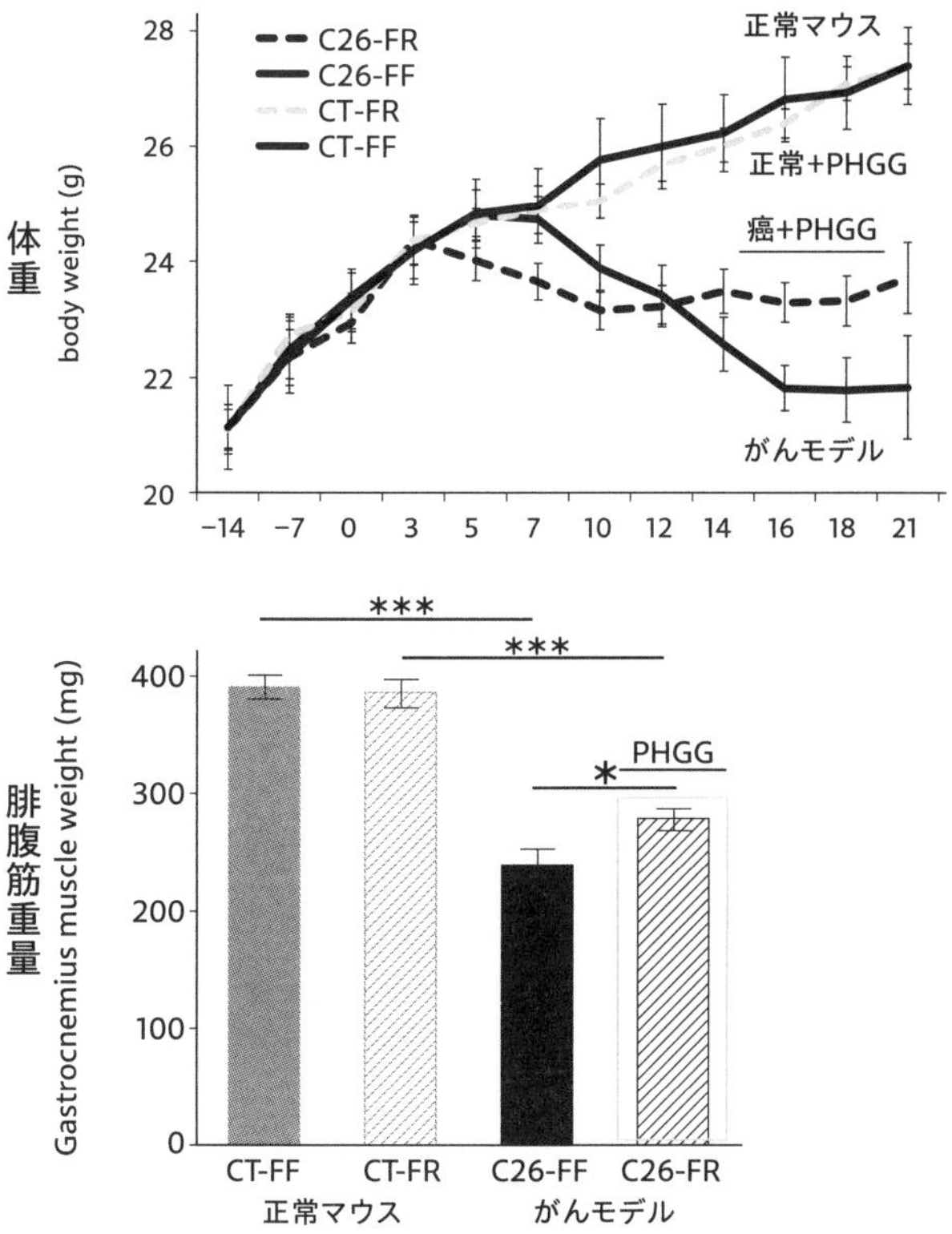

動物:癌カヘキシアモデルマウス
PHGG摂取量: 餌の5%、がん移植前2週間、移植後3週間
評価項目:体重、腫瘍サイズ、食餌摂取量、骨格筋重量、骨格筋の筋萎縮関連遺伝子の発現、腸内細菌叢、糞中短鎖脂肪酸、腸管粘膜バリア機能、炎症性サイトカイン

*PHGG=グアー豆食物繊維

Cancer Sci 113, 1789-1800 (2022)

グアー豆食物繊維をエサに加えて与えたところ、次のような流れで筋委縮が抑制されました。

腸内フローラのバランスが改善
←
短鎖脂肪酸が増加
←
腸管バリアを活性化
←
炎症を抑制
←
筋肉の萎縮を抑制

■サルコペニア肥満抑制作用

▶グアー豆食物繊維は筋肉・筋力を増加させ、糖・脂質代謝を改善

（短鎖脂肪酸増加⇒炎症抑制⇒糖・脂質代謝改善⇒筋肉・筋力増加）

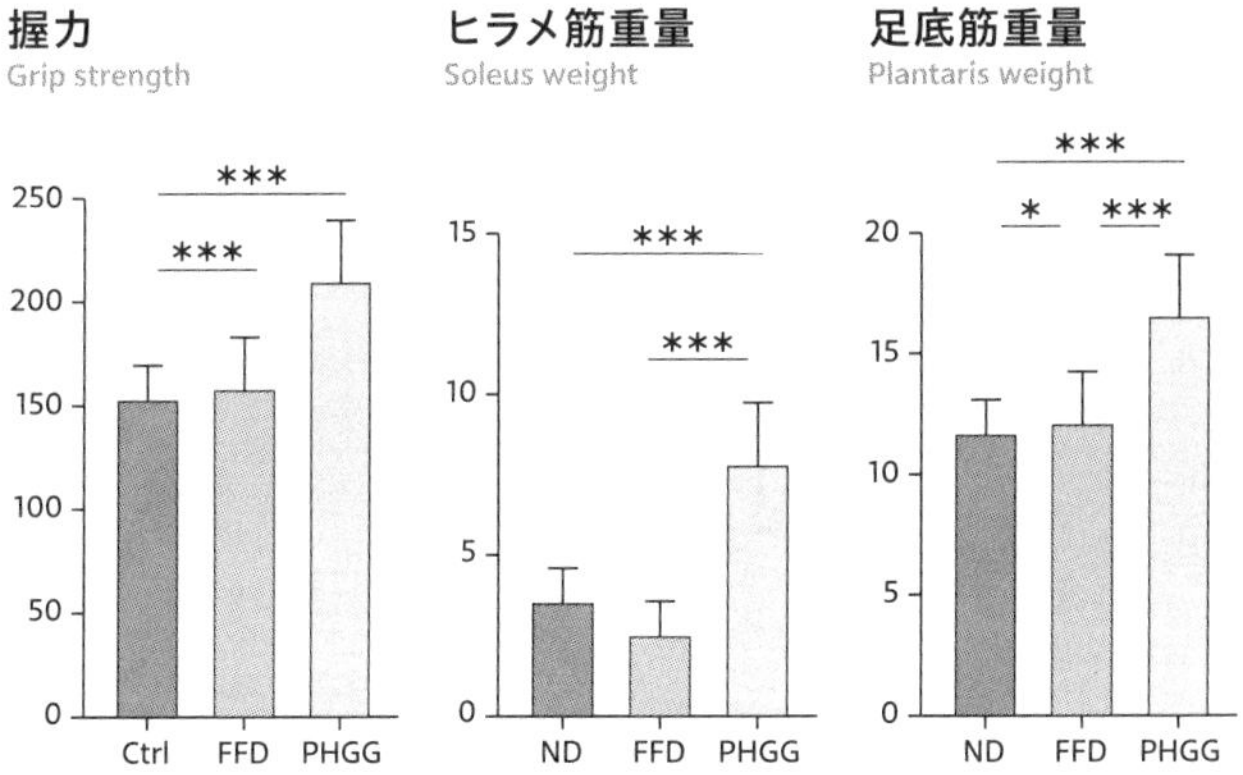

腸内細菌代謝物

便中短鎖脂肪酸↑
血液中短鎖脂肪酸↑

炎症抑制

小腸炎症関連遺伝子発現↓
小腸粘膜固有層の炎症細胞↓

糖・脂質代謝改善

飽和脂肪酸排泄↑
内臓脂肪量↓
耐糖能障害改善
基礎代謝低下改善
脂肪肝・脂質代謝改善

筋肉量・筋力維持

筋肉中分岐鎖アミノ酸↑
筋萎縮関連遺伝子発現↓
筋肉量・握力の維持

動物：8週齢の糖尿病モデルマウス（通常食(Ctrl)、食物繊維除去食(FFD)）
PHGG摂取量：餌の5%、8週間
評価項目：サルコペニア・肥満に対する作用を組織学・細胞生物学的に評価

*PHGG=グアー豆食物繊維　　Nutrients 14, 1157 (2022)

129ページの下段のグラフにある腓腹筋《ひふくきん》は骨格筋のひとつで、ふくらはぎにある筋肉です。

ふくらはぎには体を支える役割があり、足から心臓に血液を戻すポンプの役割を果たす重要な筋肉です。

さらに、サルコペニアには筋肉の萎縮のほかに、サルコペニア肥満があります。見た目も体重もそれほど変わらないのに、体脂肪率が高く、筋肉が少ない状態を指します。筋肉減少と肥満が合併した状態がサルコペニア肥満です。

グアー豆食物繊維を8週齢の糖尿病モデルマウスに与えたところ、短鎖脂肪酸が増加し、握力、ヒラメ筋重量、足底筋重量のすべてに増加が見られました。

グアー豆食物繊維で車いすから歩けるように

「自立支援介護」に取り組んでいる介護施設への入所1年で、車いすだった方が歩行器を利用して歩けるようになった例もあります。排泄が自立すると、リハビリにも積極的に取り組む姿勢が表れるからです。

別の施設では、自立支援介護の取り組みを始めたところ、7割の利用者の歩行が可能になりました。

利用者の覚醒レベルが上がり、いろいろなことに興味を示したり、掃除や洗い物まで自分でやる人もいました。入所するときに車いすだった利用者が、数か月後に歩行している姿を家族が見て、いつも大変驚かれるそうです。

取り組み方として、車いすに座れる利用者に対し、トイレで「在位排泄」を1日2～5回行います。利用者さんに歩行器につかまってもらって、職員が両脇と両腕、両足を支えて、足を前に出す練習から始めます。

その結果、8割の利用者が日中、紙オムツからフィットパンツ（尿もれパッドをつけてもしっかり固定できるパンツ）に移行しました。オムツかぶれや尿路感染症が激減しました。

ほかにも次のようなさまざまな事例があるので紹介します。

●胃ろう利用者の便秘・下痢の両方が改善

栄養剤を使用することで、下痢が多く、排便コントロールに苦労するケースが多くあります。グアー豆食物繊維を入れた栄養剤を使用することで、便秘・下痢の両方が改善しました。

●ストレッチャー浴から普通のお風呂に

ストレッチャー浴は、寝たまま入るお風呂です。日中オムツ使用率ゼロを達成したら、立ったり座ったりできるようになり、普通のお風呂に入れる利用者が増えました。

●経腸栄養管理で血糖コントロールを改善

在宅で胃ろう管理をする患者さんの経腸栄養剤（なんらかの理由で口から十分な栄養を摂取できないときに、必要となる栄養を補給）では、医薬品栄養剤よりも食品栄養剤のほうが優れているとされています。しかし、食品栄養剤は全額自費のため高額になります。

健康保険が適用される医薬品栄養剤は、糖質エネルギー比が高いので、重症糖尿病患者には使用できません。グアー豆食物繊維を医薬品栄養剤に加えると、糖質の吸収速度が緩やかになります。胃ろう管理の患者さんの血糖コントロールが安定して、インスリンの使用量が減少しました。

子どもの便秘症状や下痢も改善

子どもの便秘症が増えています。小学生の約20％が便秘との報告もあります。便秘症状の子どもに、グアー豆食物繊維を４週間摂取してもらいました。

● 4〜6歳　グアー豆食物繊維１日３グラム
● 6〜12歳　グアー豆食物繊維１日４グラム

●12～16歳　グアー豆食物繊維1日5グラム

結果は、便が軟らかくなって便通の回数が増え、腹部の痛み、残便感、直腸出血が改善されました。

小児の急性および慢性の下痢、過敏性腸症候群を改善する作用も報告されています。利用方法は次のとおりです。

4～18か月の急性の下痢の男児150名を対象とした試験において、グアー豆食物繊維を1リットルあたり20グラムを加えた経口補水液を1週間飲ませた結果、経口補水液だけの場合に比べて高い改善効果が示されました。

グアー豆食物繊維を加えたグループは、3日目で約半数の小児の下痢が改善し、6日目くらいにはほぼ全員が完治しました。

経口補水液のみのグループは、3日目で約7割がまだ改善せず、10日を過ぎても5

%の児童はまだ下痢が続いている状態でした。

5～24か月の慢性下痢の男児116名の試験においても、グアー豆食物繊維を1リットルあたり20グラムを加えた離乳食を与えたところ、劇的に改善しました。

8～16歳の過敏性腸症候群の患者の試験においても1日5グラムのグアー豆食物繊維を4週間摂取させたところ、有意に改善しました。

グアー豆食物繊維でインフルエンザ発症を抑制

グアー豆食物繊維は、療養病棟に入院している患者のインフルエンザ発症率を抑制することも報告されています。

グアー豆食物繊維を摂取しない療養病棟患者においては85・7%という高い比率でインフルエンザが発症したのに対し、グアー豆食物繊維を摂取した患者では0%でした。

■インフルエンザ発症予防効果

▶グアー豆食物繊維はインフルエンザ発症率を低減（発症率0%）

▶グアー豆食物繊維は便pHを低減、便性状を改善

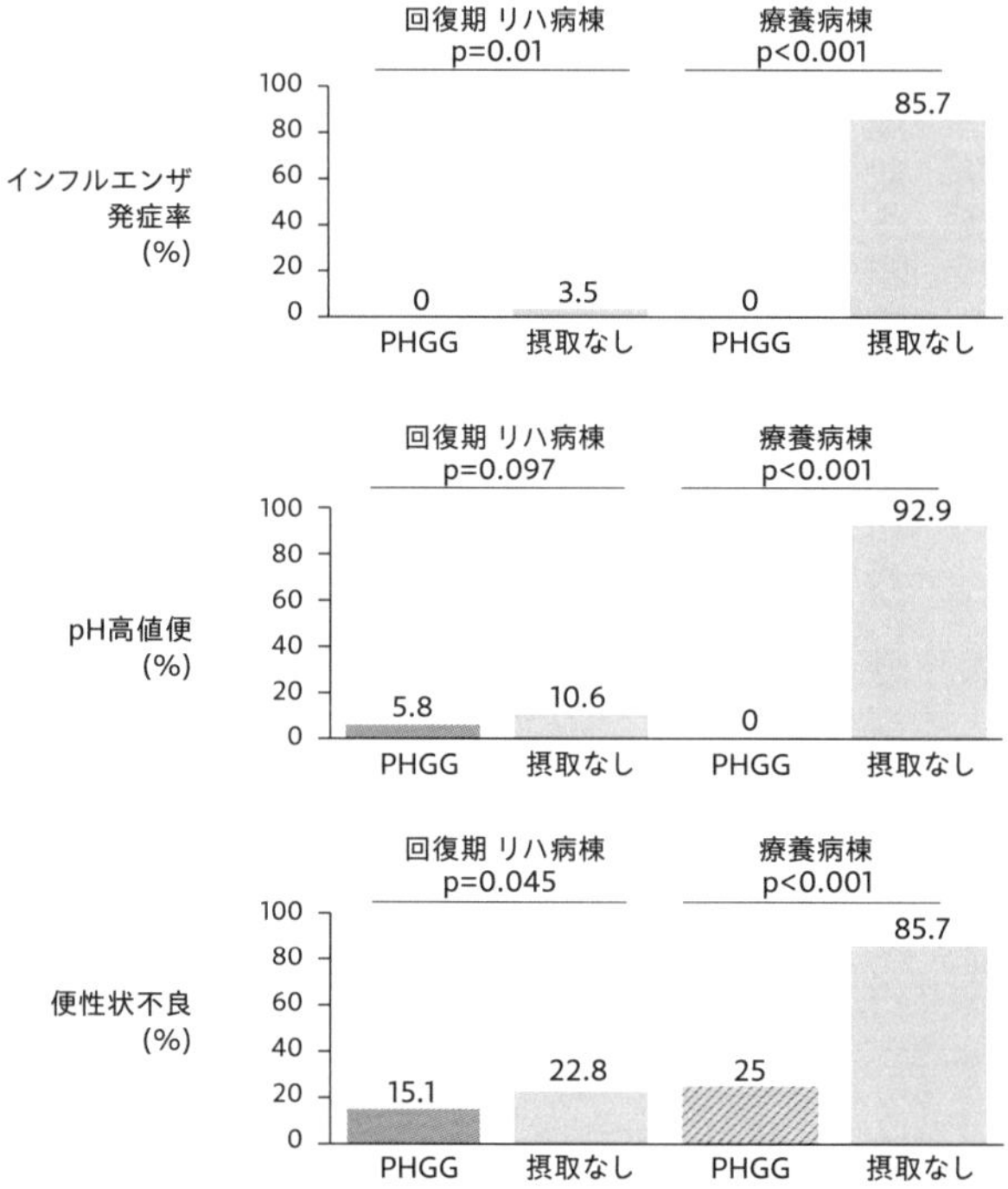

被験者：経口摂取可能な入院患者（回復期リハ病棟患者492名、療養患者30名）
回復期リハ病棟：PHGG群（n=172）82.19±5.16歳、非摂取群（n=320）80.36±6.39歳
療養病棟：PHGG群（n=16）86.13±5.10歳、非摂取群（n=14）78.36±15.23歳
デザイン：後ろ向き観察研究
PHGG摂取量：5.2 g/日
調査項目：インフルエンザ発症率（期間2017.4～2019.3）、BMI、便pH、便性状、基礎疾患、プロバイオティクス使用、下剤使用

＊PHGG=グアー豆食物繊維

Clin Nutr ESPEN 42, 148-152 (2021)

便pHも調べたところ、療養病棟の入院患者のうち92・9％がpH高値便だったのに対し、グアー豆食物繊維を摂取した患者のpH高値便は0％という結果でした。pHが高いほど悪玉菌が増加しやすい環境であるため、グアー豆食物繊維は腸内環境を改善することで免疫を調節する可能性が示されました。

不妊治療とグアー豆食物繊維

不妊治療の技術が進歩しています。しかし、現在、世界中で約8～12％の女性が不妊に悩んでいます。

近年、膣や子宮の細菌叢が不妊に影響を及ぼすことが示されていますが、腸内フローラと不妊の関係についてはほとんど明らかになっていませんでした。

そこで、京都府立医科大学を中心とした我々の研究グループ（HORACグランフロント大阪クリニック、関西医科大学、摂南大学、太陽化学株式会社）は、不妊治療患者と健常な女性の腸内細菌叢を比較し、腸内細菌叢の不妊への影響を検討しました。

その結果、健常な女性18名と不妊治療患者18名の腸内細菌叢を比較すると、不妊治療患者のほうが腸内細菌叢の多様性が高いことがわかりました。

つまり、健常な女性と不妊治療患者では腸内細菌叢に違いが見られ、腸内細菌叢が不妊になんらかの影響を及ぼす可能性が示されたのです。

さらに不妊治療患者を対象にグアー豆食物繊維の摂取試験を実施しました。

■グアー豆食物繊維と不妊治療成功率

▶グアー豆食物繊維摂取で不妊治療成功率が上昇

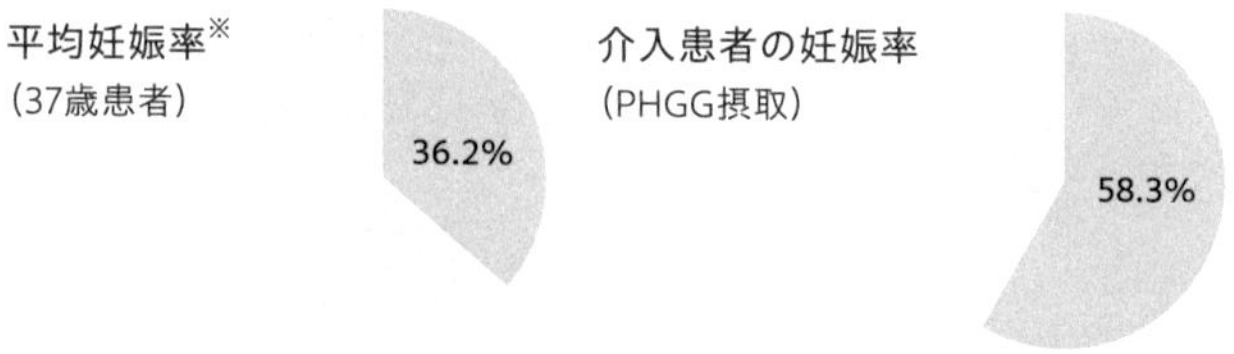

※日本産科婦人科学会　ART妊娠率・生産率・流産率2017

被験者:不妊治療患者18名(平均年齢36.39歳)と健常女性18名(平均年齢34.83歳)
(このうち不妊治療患者12名が胚移植治療とともにPHGGを摂取)
デザイン:シングルアーム試験
PHGG摂取量:10 g/日、4週間
評価項目:妊娠成功率、腸内細菌叢

＊PHGG=グアー豆食物繊維　　J Clin Biochem Nutr 67, 105-111 (2020)

不妊治療患者12名は、グアー豆食物繊維を1日10グラム、44週間摂取。そのうち7名が妊娠に成功し、妊娠率は58・3％でした。この試験の被験者と同年代（37歳）の不妊治療患者の妊娠率は36・2％と報告されており、グアー豆食物繊維の摂取が妊娠率向上に関与する可能性が示されました。

つまり、腸内細菌叢の不妊への影響、またグアー豆分解物の不妊治療への有効性が示唆されたわけです。とはいえ今後、メカニズムの検討も含め、さらなる大規模な臨床試験による検証が必要です。

グアー豆食物繊維は自閉症児に対しても有効

自閉症スペクトラム（ASD）は、神経発達障害のひとつで、2000年以降、有病率が毎年1・1％ずつ増えていると報告されています。

日本において3〜5％の割合で存在し、他者の言動に含まれる意図の理解や社会的文脈に基づく臨機応変な対人関係が苦手であることが主な特徴です。

ＡＳＤ児は、極端な偏食や少食を伴いやすく、消化器症状として便秘の発症が２倍から３倍高いことが報告されています。

ＡＳＤの原因のひとつとしてあげられているのは、腸内細菌の異常です。腸内細菌がＡＳＤの発症や悪化に関与することが示唆され、私たちの研究チームは、腸内環境を整える作用の高いグアー豆食物繊維を１日６グラム、13名の便秘症のＡＳＤ児に８週間以上摂取してもらいました。

その結果、排便回数が有意に増え、全身性の炎症が抑制され、便秘だけではなくそのほかにもイライラ行動といったＡＳＤ併存症状も緩和されることが示されました。

ＡＳＤ併存症状には、イライラ行動のほかにも、ＡＤＨＤ（注意欠如・多動症）や不安症、抑うつ障害、学習障害のほか、医学的併存疾患としててんかんや睡眠障害などがあげられます。

すっきり快便でストレスを軽減するグアー豆食物繊維

脳と腸が双方向に情報を交換し、相互に影響を及ぼし合う「脳腸相関」への関心が高まっていますが、腸内環境がこころの健康の維持にも重要な役割を果たすことが明らかになっています。

過労やストレスから、メンタルヘルスを損なう人が増えている現代社会では、こころの健康を維持するため、脳腸相関をターゲットとする食品も注目を集めています。

私たちの研究グループは、グアー豆食物繊維の腸内環境改善を通じたメンタルヘルスへの有効性について検証を行いました。

併せて、1日あたり3グラムという、これまでの臨床試験と比較して、少ない摂取量でも腸内フローラに影響するかも検証しました。

60名の健常者をプラセボ群（グアー豆食物繊維の非摂取群）、グアー豆食物繊維1日3グラム摂取群、グアー豆食物繊維1日5グラム摂取群の3群に分けて、8週間継続摂取したのち、腸内フローラや排便状況、便成分、身体検査、メンタルヘルス（睡眠や意欲など）に与える影響を検証しました。

●腸内フローラが良くなりすっきり快便へ

プラセボ群と比較して、3グラム摂取群および5グラム摂取群では、短鎖脂肪酸産生に寄与する菌が増加しました。

腸管上皮を覆う粘性のある物質で物理的なバリアとして機能する「ムチン」の分解および炎症への関与が示唆される菌の増殖が抑制され、腸内フローラに良い変化が認められました。

また、5グラム摂取群では、プラセボ群に比べて排便頻度が増加し、排便のすっきり感が改善するなど、便通改善作用が確認されました。

●メンタルヘルスも改善

プラセボ群よりも3グラム摂取群および5グラム摂取群において、スコアがより改善する傾向にあり、5グラム摂取群では「目覚めのすっきり感」「起床時の疲労感」「仕事や勉強に対するやる気」のスコアがプラセボ群に比べて有意に改善しました。

食後血糖のピーク値を抑えるグアー豆食物繊維

146ページのグラフにあるように、2型糖尿病患者へのグアー豆食物繊維の有用性も認められています。

昼5グラム、夜5グラム、1日合計10グラムのグアー豆食物繊維を6週間摂取してもらったところ、糖化ヘモグロビン（HbA1c）が有意に減少しました。

生活習慣病のなかでも、糖尿病または糖尿病の疑いがある人は2000万人を超え、年々増加傾向にあります。空腹時に血糖126㎎/dL以上、または経口ブドウ糖負荷試験2時間後値140㎎/dL以上になると、糖尿病と診断されます。

糖尿病は「沈黙の病」といわれ、気づいたときには深刻な状況になっているケースもあります。

私たちは通常、食事をとると血糖値が上がり、30〜60分をピークにして2〜3時間ほどで元の値に戻ります。

ところが糖尿病になると、インスリンが十分作用しないため、ブドウ糖を有効に使うことができず、血糖値が高いままになったり、食後の血糖値がなかなか下がらない状態になったりします。

■2型糖尿病患者への有効性（ヒト）

▶グアー豆食物繊維は2型糖尿病患者のHbA1cを改善する

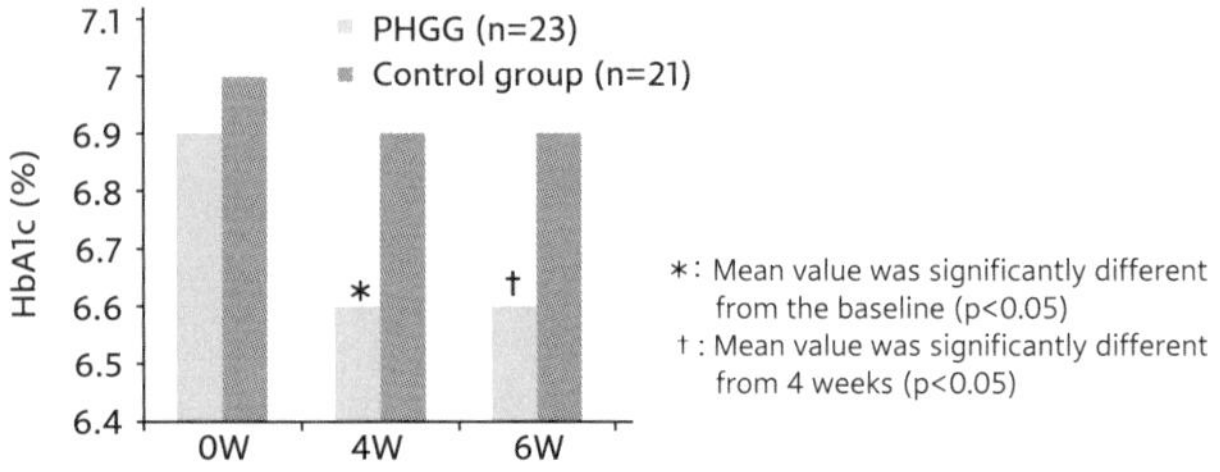

被験者：2型糖尿病患者63名（62±9歳、男性8名、女性7名、平均糖尿病罹病期間14.2±9.6年）
試験デザイン：非盲検化行群間試験
PHGG摂取量：10 g/日（昼、夜に5gずつ）、6週間
評価項目：体重、HbA1c（糖化ヘモグロビン）、尿蛋白、eGFR（推算糸球体濾過量）、コレステロール、hs-CRP（炎症マーカー）、エンドセリン-1（血管収縮性・炎症性ペプチド）

*PHGG=グアー豆食物繊維

Br J Nutr, 110, 1601-1610 (2013)

しかし、空腹時血糖や糖負荷試験2時間後値が基準値以下の人でも、食後血糖のピーク値が糖尿病の人と同じくらい高くなることがあります。

こうした食後高血糖は、糖尿病につながりやすいといわれ、食事や運動などの生活習慣の改善で血糖値を改善する工夫が大切だと考えられています。

私たちはこれまでの研究で、グアー豆食物繊維が食後の血糖値の上昇抑制の役に立つ素材であることを見出してきました。

■血糖値上昇抑制効果（ヒト）

▶グアー豆食物繊維は食後血糖の上昇を抑制する

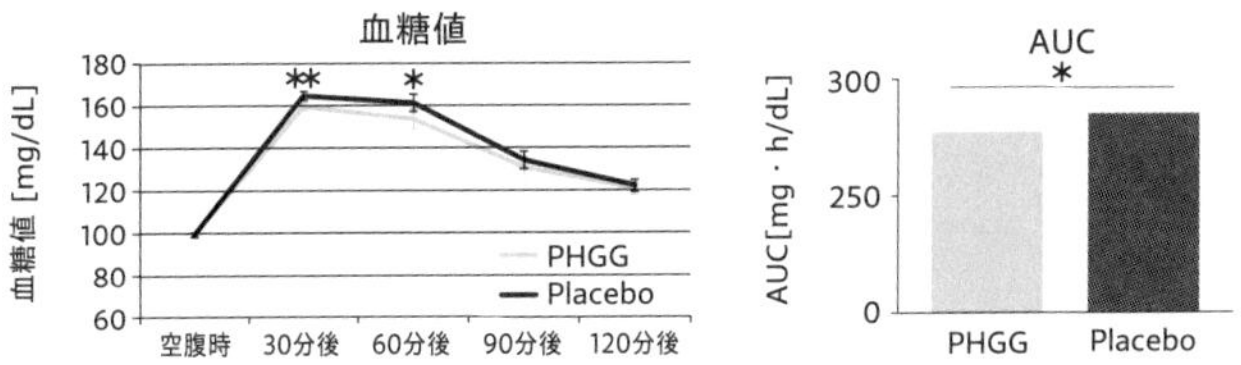

群間に有意差あり（* p<0.05, ** p<0.01）

被験者：食後血糖値が高め*の健常者（男女56名、45.4 ± 1.5歳）
試験デザイン：ランダム化二重盲検プラセボ対照クロスオーバー試験
PHGG摂取量：4.0 g/回；食物繊維として3.0 g/回（酵素重量法）or 3.2 g/日（HPLC法）
評価項目：食後血糖値の経時変化、血中濃度曲線下面積（AUC）
*空腹時血糖値が126mg/dl 未満又は75g糖負荷試験2 時間値が140mg/dl 以上200mg/dl 未満の境界型、または食後血糖が140mg/dl 以上200mg/dl 未満の食後血糖が高めの被験者

＊PHGG=グアー豆食物繊維

安川ら（2016）

そこで、さらに食後血糖のピーク値に着目し、グアー豆食物繊維の食後血糖に対する作用を確認しました。

その結果、プラセボの場合と比較して、グアー豆食物繊維を摂取した場合、食後血糖のピーク値は有意に低下しました。

また、血糖血中濃度曲線下面積（ＡＵＣ）も、グアー豆食物繊維を摂取した場合では有意に低下することがわかりました。

PART5

すっきり快便になるための13の生活習慣

自分の食習慣をチェックしよう

次の10項目は、これまで発表されている論文をもとに私が作成したものです。ここにあてはまる数が多ければ多いほど、腸内環境が乱れる要因となります。

□ 朝食はとらないことが多い
□ 夜食をとることが多い
□ 焼き肉は週に1回以上食べる
□ 豆類や根菜類よりも、レタスやキャベツなどの葉野菜をとることが多い
□ 週4回以上、外食をする
□ アルコールを毎日飲む
□ BMI25以上である

□ 市販のドリンク（お茶以外のジュースや清涼飲料水など）をよく飲む
□ 運動はしない
□ 主食は白米かトーストが多い

【診断結果】

0　完璧です。いまの食習慣を続けてください。
1〜3　あてはまった項目を改善してください。
4〜6　腸内フローラに悪影響があります。低脂肪、高食物繊維、減塩を心がけてください。
7〜10　健康寿命は期待できません。食生活だけでなく、生活習慣を見直しましょう。

どうしたら快便になるの？

朝すっきりスルリの快便を実現するためには、なにを食べるか・なにを食べないか（食事）、いつ食べるか（時間栄養学）、どんな運動をしたらいいのかといった生活習慣が重要です。

食事の内容が変化したり、運動不足など、さまざまな要因で腸内フローラの構成は変化します。

時間栄養学は体内時計を考慮に入れた栄養学で、ここ数年で急速に研究が進んでいる新しい学問分野です。

体内時計は、ほぼ全身の細胞にもあります。細胞が持つ体内時計を「末梢時計」といいます。末梢時計の「時刻決定因子」としての役割を果たすのが食事です。私たちの身体機能は、食事を食べた時間を目安にして、活動期と休息期を決定しているのです。

たとえば、もしもあなたが夜ぐっすり眠っているときに、たたき起こされて、無理やり脂っこい食事を与えられたらどうでしょう？

食欲も出ませんし、なにより頭にくるはずです。夜の遅い時間の食事は、腸内細菌にとっても同じように拷問なのです。

あなたが食べたものは、あなたの腸内に棲む細菌たちのエサになります。

どんなエサを細菌たちに与えるかによって、腸内環境は変わります。

いまあなたが便秘または下痢に悩まされ、生活の質と人生の質が下がっているなら、ぜひこれから紹介する13の項目を実践してみてください。

間違いなくあなたの腸のなかの細菌たちは活力を取り戻し、あなたに素晴らしい贈り物（短鎖脂肪酸などの産出物）をプレゼントしてくれます。

1 朝食をよく噛んで食べると快便になる

2 朝トイレの時間を確保しよう

3 夜遅く、食事をしない

4 脂身の多い肉や揚げ物、スナック菓子などをとりすぎない

5 白砂糖と人工甘味料は控えめにする

6 お菓子や調理済みのパンなどを食べすぎない

7　塩分は控えめにする

8　アルコールは適量で

9　1日30分程度の運動をしよう

10　水溶性食物繊維を積極的に食べよう

11　水分をしっかりとろう

12　雑穀を混ぜた主食にしよう

13　よく噛んで食べ、腹6分

1　朝食をよく噛んで食べると快便になる

細胞たちの末梢時計にとって、とくに重要なのが朝食の摂取時刻です。朝ごはんを食べると、細胞たちは「活動を始めるぞ！」と認識します。朝食を抜くとパフォーマンスが低下する知見も報告されています。

末梢時計のリセットに有効な朝食メニューは、２つです。タンパク質と炭水化物。この両者が必要であることが明らかになっています。

タンパク質なら目玉焼きや納豆、ヨーグルトなど。炭水化物ならご飯やパンなど。２つをしっかり組み合わせて食べることが重要です。

いま朝食を食べていない人が、若い世代で増えています。

「なにも食べない」「菓子・果物などのみ」という人は、20代～40代で約23％おり、約４人に１人が朝食をきちんと食べていません（令和元年「国民健康・栄養調査」厚生労働省）。

「朝ごはんを食べると、学校や仕事場へ行く途中にお腹が痛くなるので食べない」という人がいます。

私の場合は、どんなに忙しいときでも、必ず朝ごはんを食べるようにしています。

快便のためによく噛んで朝ごはんを食べると、次のような流れで便意をもよおします。

タンパク質と炭水化物を取り入れた朝ごはんを咀嚼して食べる

←

細胞たちの末梢時計が目覚める

←

自律神経反射で小腸末端の弁が開く

←

小腸の内容物を大腸へと押し流す
←
大腸の後半部分に激しい蠕動運動が起こる
←
内容物が直腸内に流入
←
便意が起きる
←
排便反射が誘発され、スムーズなお通じ

朝食の重要性は、栄養を摂取すること以上に、体内時計を目覚めさせることにあります。

朝、しっかり体内時計が目覚めれば、大腸をはじめとして、あらゆる内臓のはたらきをコントロールしている自律神経を整えることにつながります。

自律神経は、私たちの意思とは関係なく体が自律的にはたらく神経です。

呼吸や体温、血圧、心拍、消化、代謝、排尿・排便まで、生きていくうえで欠かせない生命活動を維持するために、24時間３６５日、休むことなくはたらいています。

意思とは関係ないのだからコントロールするのは無理。そんなふうに考えられがちですが、朝食によって、消化、代謝、排尿・排便を整えることができるのです。

また、緊張して心臓がドキドキするときは、意識して、ゆっくり呼吸してみてください。血圧や心拍だってコントロールすることも可能です。

2　朝トイレの時間を確保しよう

朝ごはんを食べたら、必ず一度トイレに行き、便座に座る習慣をつけましょう。

食べ物を口に入れると、その刺激で便意をもよおします。

食べ物が胃に入ると、大腸の蠕動運動が促される「胃結腸反射」というしくみがあるからです。

口から肛門まで続く9メートルに及ぶ消化管は、すべてつながっていますから、なにか食べると、条件反射的に大腸にたまっていたうんこが下流（直腸）に向かって運ばれ、その刺激が便意となって伝わります。

トイレに行くのを我慢していると、だんだん直腸のセンサーが鈍ってしまい、便秘の原因になります。

朝、時間がないからといって、トイレに行かないのはよくありません。あるいは「朝、うんこをしたいけど、便意が起こらないのでトイレに行かない」というのもよくないのです。

「便意は、便座に座るとやってくる」という場合も多々あります。まずは「朝食後にトイレに座る」を習慣にしてみましょう。

朝10分だけ時間に余裕を持たせるだけで、人生が変わります。

1日に腸の蠕動運動の大きな波が1〜3回あります。そのうちの1回が朝です。朝はうんこのゴールデンタイムです。このタイミングを逃す手はありません。朝食を食べると、体内時計が目覚め、それに反射して腸が動き出します。

ちなみに2023年、日本との時差が13時間ある米国に決勝ラウンドで戦うために移動したWBC日本代表選手は、体内時計をどのようにリセットして、時差ボケを解消し、高いパフォーマンスを発揮して優勝を手に入れたのでしょうか。

メジャーで活躍する大谷翔平選手は、東西3時間の時差がある米国大陸をシーズン中に幾度となく横断するため、体内時計リセットの達人です。

日本代表のチームのみんなに、移動中の機内で「時差ボケ対策は任せろ」と話したといいます。睡眠のとり方だけでなく、食事と排泄のこともアドバイスしたのかもしれません。

ちなみに女性の場合、生理前に女性ホルモンの一種、黄体ホルモンの影響から便秘になりやすくなります。

閉経後は、女性ホルモン分泌の低下から、自律神経のバランスが乱れやすく、便秘を起こしやすくなります。

3　夜遅く、食事をしない

私たちは、夜になると眠くなり、朝になると目が覚めるのはなぜでしょうか。

それは「体内時計」が備わっているからです。

夜型の食生活は、体内時計を乱し、腸内フローラのバランスが乱れやすくなります。なかでも酪酸生産菌を減少させることがわかっています。

酪酸生産菌が減少すると、腸管バリア機能に異常が起こり、炎症を引き起こします。代謝異常にもつながります。

交代制勤務者（シフトワーカー）ががんのリスクになることも報告されています。

シフトワーカーや不規則な生活をしている人は、体内時計が乱れて時差ボケのような状態になることがあります。

食事をとるタイミングがバラバラだと、体内時計が乱れる要因になり、体内時計が乱れると腸内フローラのバランスを乱すおそれがあることが報告されています。

また、遅い時間に食事をして横になると、満腹の胃から胃酸が逆流しやすくなります。これが胃食道逆流症です。

とくに遅い時間に高脂肪の食品をとりすぎると、消化に時間がかかり、逆流を促す原因になります。

胃食道逆流症の薬物療法でよく用いられる胃酸の分泌を抑える薬は、長期にわたって飲み続けると、腸内細菌が乱れるという研究報告もあります。

4　脂身の多い肉や揚げ物、スナック菓子などをとりすぎない

食物繊維を積極的にとるのは腸内細菌のためにも大切なことですが、なにを食べな

いかも非常に重要です。

控えたいのが脂質です。外食すると塩分過多と高脂質になりやすい傾向にあります。脂質は三大栄養素のひとつとして、生きるうえで大切なものですが、腸内フローラのバランスを乱す一因となります。

脂質は腸内フローラにどのような影響があるのでしょうか。

被験者の総カロリーのうち20％が脂肪の「低脂肪食」、30％が脂肪の「中脂肪食」、40％が脂肪の「高脂肪食」の3つのグループに分け、6か月間続けた研究があります。

6か月後、腸内フローラがどのように変化するか調べました。

その結果、低脂肪食では、ブラウティア菌やフィーカリバクテリウム菌などが増加しました。

ブラウティア菌は研究の結果、肥満や糖尿病を抑制することが明らかになっています。

フィーカリバクテリウム菌は、ビフィズス菌や乳酸菌と同じように、腸内で占有率が高い善玉菌です。疾病予防に関与し、長寿の人の腸に多く存在することから「長寿菌」ともいわれています。排便回数・便量・便色が改善する効果も見られています。また、短鎖脂肪酸（酪酸）を大量に産生します。

脂質の高い食事を控えることで、腸内フローラを改善します。脂質の高い食べ物をまとめます。

【脂質の高い食べ物】

- 脂身の多い肉
- ベーコンやウィンナなどの加工肉食品
- マーガリンやショートニングなどトランス脂肪酸を含んだ脂
- 肉や乳に含まれる飽和脂肪酸
- 揚げ物
- 炒め物

●インスタント食品
●ファストフード
●生クリームを使用した洋菓子
●スナック菓子やチョコレートなどのお菓子

脂質のなかでも、乳製品・肉などの動物性脂肪や、近年使用量が増えているパーム油などの植物油脂に多く含まれている飽和脂肪酸は、とりすぎると血中総コレステロールが増加し、心筋梗塞をはじめとする循環器疾患のリスクが増加します。

5 白砂糖と人工甘味料は控えめにする

サトウキビを精製して作る白砂糖は、血中に取り込まれるのがとても速く、血糖値が急激に上昇します。

そのためインスリンが大量に分泌され、血糖値スパイクを引き起こし、自律神経を乱します。白砂糖は、悪玉菌の大好物でもあります。

血糖値スパイクというのは、血糖値が急上昇し、急降下することです。白砂糖を摂取して急上昇した血糖値は、今度は急降下して低血糖を引き起こし、眠気やだるさ、イライラ、頭痛、吐き気などの症状が現れます。

また、カロリーゼロと表示されている飲料水に多く使用されている人工甘味料は、きび砂糖の数百から数千倍甘いものがあります。

人工甘味料の多くは、私たちの消化管で消化・吸収されにくいので、大腸まで届きやすく、腸内環境にあまり良くない影響を与える可能性が指摘されています。

個人差もありますが、人によっては人工甘味料を過剰に摂取すると、軟便や下痢を引き起こす原因になることが知られています。

砂糖との上手なつき合い方としては、ミネラル分が取り除かれていない未精製のきび糖や黒糖などを使用するか、天然の甘味料、たとえばてん菜（ビート）から作られるてんさい糖、ステビアや糖アルコール（キシリトールなど）がおすすめです。

市販のドリンクを買うなら、甘味料の入っていないお茶や水、コーヒー、紅茶などにしましょう。

6　お菓子や調理済みのパンなどを食べすぎない

お菓子には精製糖や精製塩が使用されていることが多いので、腸に良いとはいえません。

お菓子をやめるとお腹の不調が改善されたというケースもよく見られます。

お菓子のほかにも、加工食品や調理済みのお惣菜、パンは添加物が使用されています。添加物を使用するのは、菌が繁殖して腐らないようにするためです。つまり、私たちの腸に棲んでいる良い菌たちにも悪影響を及ぼすのは当然のことです。

添加物には乳化剤や防腐剤、pH調整剤などさまざまな化学物質が使われ、多くの食品添加物が腸内フローラを乱すことが研究の結果わかっています。

7　塩分は控えめにする

塩分は、私たち日本人が過剰に摂取しているもののひとつです。腸内細菌は、塩分によって悪化することが報告されています。

塩分（ナトリウム）摂取量が低下すると、短鎖脂肪酸を増やすことが明らかになっています。

人間が消化できない食物繊維を、腸内細菌が分解して作り出した短鎖脂肪酸は、血圧を下げ、さらに血管の柔軟性を良くしてくれます。

短鎖脂肪酸は、腸内を弱酸性に保って悪玉菌の活動を抑制します。大腸の蠕動運動を促進して、便通を良くし、殺菌・抗炎症作用とともに腸のバリア機能を高めたり、腸管の粘液の分泌や水・ナトリウムなどの吸収を促すなど、私たちの体を健康にしてくれるものです。

高血圧の治療を受けているのに血圧が下がらない人に対して、塩分を制限して腸内細菌を変えると効果的だったというデータもあります。

8　アルコールは適量で

アルコールを飲むと、お腹が緩くなることはありますか？

アルコールの飲みすぎは、大腸菌などの悪玉菌を増やし、腸内で作られる毒素を増やす要因になると報告されています。

これらの毒素によって、腸管のバリア機能は破壊されます。とくにアルコールはビフィズス菌を減らすことが知られています。

すると毒素が全身へ移行して、肝臓や他の臓器で炎症を引き起こしたりといった悪影響につながるおそれがあります。

過度な飲酒は腸内フローラにとって良くありません。

また、アルコールは大腸がんリスクを高めます。1日のアルコール摂取量が15グラム増えるごとに、大腸がんリスクが約10％増えることがわかっています。

大腸がんを予防するためには、1日あたりのアルコールが23グラムを超えないようにしましょう。

【アルコール23グラムの目安】
ビール　大瓶1本（633ミリリットル）
日本酒　1合（180ミリリットル）
焼酎（25度）　120ミリリットル
ワイン　グラス2杯（200ミリリットル）
ウイスキー　ダブル1杯（60ミリリットル）

9　1日30分程度の運動をしよう

座りっぱなしで体をあまり動かさない人は、腸内の善玉菌の数が少ないという報告があります。

息が上がるような強度の高い運動を30～60分間、週に3回を6週間続けて行ったところ、酪酸菌が増えたと報告されています。

酪酸菌が食物繊維をエサにして作り出す酪酸は、腸内を弱酸性にして悪玉菌が発育することを抑制し、善玉菌が棲みやすい環境を作ります。この効果は、肥満傾向の人より普通体重、やせの人で顕著でした。

しかし、この実験では、運動習慣をやめたところ、酪酸菌は減ってしまったという結果も得られています。

腸内細菌に良いエサを与え続けることが大事なように、運動も習慣にすることが大切です。

また、運動を習慣的に行っている人は、腸内に大腸がんの進行を促す細菌の量が少なく、がんから保護する細菌の量が多いこともわかっています。

運動して筋肉を使うと、マイオカインというホルモンが分泌され、情報伝達に役立つ神経細胞が作られて認知症を予防し、大腸がんのもとになる細胞を自死（アポトーシスという）させるように導いて大腸がんの発生リスクを下げることにつながることもわかっています。

できれば下半身を中心にスクワットなど、できる範囲で筋肉を使うように心がけましょう。

筋力が落ちて移動機能が低下した高齢者を対象に、1時間程度の運動を週2回行った調査では、1年間で筋肉が5・5％も増加しました。

私の場合は、毎朝ラジオ体操をやっています。腸内フローラの健全なバランスのためには、「速足《はやあし》で歩く軽めの運動を1日30分」を習慣にしましょう。

速く歩ける人は筋肉量も多く、長生きできることも研究の結果で明らかです。

歩くスピードが速い「速足」ほど足腰が鍛えられます。京丹後では、歩行速度が遅い人は10％以下という結果でした。

京丹後の高齢者は、冬でも運動にかける時間が長いのも特徴です。外に出て体を動かす方が非常に多いのです。

京丹後の高齢者にはウォーキングなどの運動習慣はありませんが、ご近所さんといっても隣の家に出かけるのにもそれなりの距離があり、必然的に歩く距離が増えるためです。

京丹後の高齢者にはサルコペニアが少ないこともよく理解できます。

10　水溶性食物繊維を積極的に食べよう

食物繊維の摂取量が1日あたり8グラム増加すると、死亡率が減少することが研究の結果明らかになっています。

食物繊維の摂取量が多いほど、心血管疾患や2型糖尿病、大腸がん、乳がんの予防に有益であるとされています。

私が水溶性食物繊維をおすすめする理由は、不溶性食物繊維よりも発酵性が高く、腸内フローラのエサになりやすいからです。

キムチや納豆、ヨーグルトなどの発酵食品とは別物です。腸内の善玉菌によって水溶性食物繊維が発酵すると、短鎖脂肪酸が産生されます。

水溶性食物繊維は、水に溶ける性質があります。水に溶けるとゼリー状になり、便を軟らかくします。

腸内細菌のなかでもスーパー善玉菌である「短鎖脂肪酸産生菌」のエサとなって、腸内に短鎖脂肪酸を増やします。それにより善玉菌が棲むのに適した状態に腸内環境を変えてくれます。

食後の血糖値の上昇を抑える作用や、コレステロールとナトリウムを排出する効果もあります。大麦や豆類、野菜ならごぼう、昆布などの海藻に多く含まれます。発酵性食物繊維を一覧にしたので参考にしてください。

勘違いされやすいのがこんにゃくです。こんにゃくは、グルコマンナンという食物繊維を含む食品として人気ですが、ほとんど発酵せず、体外へ排出されます。

発酵性食物繊維量のトップクラスにいる穀物が押し麦、大麦です。

野菜では、菊いもがダントツです。「天然のインスリン」といわれるイヌリンという物質が含まれており、血糖値の上昇を抑える効果があるとして注目されています。

私は多忙な生活を送っているので、ゆっくり食事を楽しむ時間がとれません。それでも腸内フローラのために次の3つのことを心がけています。

1　遅い時間や寝る前に夕食をとらない
2　起きたらスペシャルスムージーを飲む（114ページ）
3　朝食は必ずとる

■発酵性食物繊維

ジャンル	食品名	主な発酵性食物繊維	発酵性食物繊維量(g/100g)
穀類	押し麦	β-グルカン	6
	大麦		6
	小麦全粒粉		1.5
	小麦ブランシリアル		5.3
	玄米		1.1
	発芽玄米		0.7
豆類	ゆで大豆	オリゴフルクトース	1.5
	蒸し大豆		1.5
	きな粉		-
	調整豆乳		-
	ひよこ豆		1.2
	えんどう豆		1.2
	そら豆		1.3
	金時豆		3.3
野菜	ごぼう	イヌリン	2.3
	たまねぎ		5
	チコリ		15
	菊いも		15
	にんじん	ブロコッリー	1.1
	ブロコッリー		-
	芽キャベツ		1.3
	にんにく	イヌリン	12
	エシャロット(小型の玉ねぎ)		9.1
果物	キウイフルーツ	ペクチン	0.6
	アボカド		1.7
	レモン		2
	きんかん		2.3
きのこ	なめこ		1
	えのきたけ		0.7
海藻	昆布		3.7
	わかめ		

11　水分をしっかりとろう

食物繊維をとることも大切ですが、水分をしっかりとることも非常に大切なことです。

1日の水分摂取量の目安は、1・5～2リットルです。

水分をとることで、保水性に富んだ水溶性食物繊維が、腸内で水分をしっかり吸着して便を軟らかくします。するとスルリと排泄しやすくなります。

筋肉へも水分が補給されて、代謝がアップし、効率的に体が温まります。体が冷えにくくなり、むくみ・肩こり・腰痛の改善と免疫力が高まります。

新陳代謝が活発になり、細胞も若々しくなり、肌や髪の毛にハリとツヤがよみがえります。

「しっかり水分をとっていますか?」とみなさんにお聞きすると、ほとんどの方が「はい、ちゃんと水分はたくさんとっています」と答えます。

しかし、間違った水分のとり方をしている方も少なくありません。

たくさん水分をとることは大切ですが、一度にたくさん飲んでも逆効果です。

なぜなら体が一度に吸収できる水分量は、200～250ミリリットルだからです。

腎臓の能力以上の水を摂取してしまうと、処理が追いつかず、体内の塩分濃度が薄まります。

すると、頭痛や嘔吐、むくみといった「低ナトリウム血症」の症状に陥ります。1時間以内に1リットルは飲みすぎになります。

正しい水分補給法は、コップ1杯程度の水分を、1日6～8回くらいに分けて飲む方法です。

1日のうちで飲むタイミングを決めておくといいでしょう。

たとえば、こんなふうに水分タイムを設定してみてはどうでしょう。

①朝起きてすぐ

②朝食時

③午前10時

④昼食時

⑤午後3時

⑥⑦お風呂の前と後

⑧寝る前

これで8回になります。

生活にも体にもリズムができて、メリハリのある一日になります。

毎日、午前10時と午後3時にティータイムを設けられたら、人生も豊かになりそうです。

お茶にはリラックス効果が期待できるカテキン、テアニンが含まれますから、意識的に水分をとることは、腸内環境にとっていいことずくめです。

私たちは寝ている間、一晩でコップ約1杯の汗をかくといわれています。

寝起きの体はカラカラのプチ脱水状態ですから、起きたらすぐに水を飲む習慣をつけましょう。

睡眠中の水分不足による血液中のミネラル濃度の上昇を防ぐことにもつながります。

なによりも起床後すぐの水は、胃を目覚めさせ、腸の蠕動運動を誘発する効果があります。

自然にスムーズな排便を起こすことができるので、便秘の方は目覚めの1杯を習慣にしてみてください。

就寝前の水分は、夜中におしっこに起きるのを心配するかもしれません。

しかし、寝ている間、体内の水分が不足すると、血流が滞り、交感神経が優位にはたらいて、必死に脳や全身に酸素や栄養素を送る必要性から、血圧を上げて血管を収縮させます。

質の高い睡眠のためには、副交感神経を優位にすることが重要です。寝る前に水分を補給すると、寝つきも良くなります。

運動をする場合は、汗をかくので、少し多めの水分補給が必要になります。運動を始める約30分前に1杯、運動中は20〜30分ごとに1杯、運動後に1杯というようにゆっくり口に含みながら飲むようにしましょう。

忘れがちなのが冬場の水分補給です。汗をかかないので、のどの渇きを感じにくいからです。

じつは冬は空気が乾燥して、体内の水分が失われやすい季節です。朝起きてすぐ、朝食時、10時、昼食時、3時、お風呂の前後、寝る前と、こまめに水分を補給しましょう。

12　雑穀を混ぜた主食にしよう

低炭水化物ダイエットが人気ですが、炭水化物には食物繊維が多く含まれます。炭水化物摂取量と死亡率の相関から見ると、もっとも死亡率が低いのは炭水化物摂取量が食事全体量の50％前後です。40％以下になると明らかに死亡率が増加することを研究の結果が示しています。

京丹後市では、全粒穀物を毎日食べると答えた人が27％もおり、４人に１人が毎日全粒穀物を食べていることがわかりました。

全粒穀物とは、精白していない穀物のことで、精製処理でぬかとなる果皮、種皮、胚、胚乳表層部を除去していない穀物です。食物繊維やビタミン、ミネラル、抗酸化物質などを豊富に含みます。

たとえば、アマランサス、全粒大麦、玄米や古代米、ソバ、キビ、えん麦（オートミール）、ポップコーン、キヌア、全粒ライ麦、ライ小麦、全粒小麦（小麦粒）などです。

白いご飯に食物繊維たっぷりの雑穀を混ぜていただきましょう。食後血糖値の上昇が緩やかになることもわかっています。

食べる順も重要です。最初に食物繊維の多い野菜を食べ、そのあとに主食を食べます。先に食べた食物繊維が糖質に絡みついて、小腸での糖質の吸収を遅らせます。また、糖質をそのまま排出して、食後血糖値の上昇を抑制します。

13　よく噛んで食べ、腹6分

腹8分目ではなく腹6分目を目指しましょう。

「6分目なんて無理です」と言われることも多いのですが、よく噛んで食べると満腹感が高くなり、食べすぎを防止します。

噛むことにはたくさんのメリットがあります。紹介しましょう。

●良いうんちが作られる
●消化を助ける
●胃腸の働きを活発にする
●ホルモン分泌が高まり、食欲が抑えられる
●自律神経のバランスが整いやすくなる
●脳の満腹中枢が刺激され、食べすぎを防止
●脳が刺激され、認知機能を高める
●ダイエット
●ストレス解消（咀嚼することで副交感神経が働き、リラックス効果が得られる）
●食べ物のカスや細菌を唾液が洗い流して、虫歯や歯肉炎、口臭を予防
●食材本来の味を楽しめる
●身体の運動機能や認知機能の改善
●反射神経、記憶力、集中力、判断力の向上

●唾液に含まれるペルオキシダーゼという酵素が、食品の発がん性を抑制
●あごの発達を助けて表情が豊かになる
●言葉の発音がきれいになる

日本咀嚼学会では、目安として30回という咀嚼回数を推奨しています。厚生労働省は「一口30回以上よく噛んで食べる」ことを推奨した『噛ミング30』という運動を提案しています。

しっかり噛むとなぜ良いうんちが作られるのでしょうか。そのしくみを説明しましょう。

よく噛むと食べ物が細かくなるため、表面積が増えます。すると、胃に入ったときに消化酵素が速やかに、そしてまんべんなく作用します。その後、小腸で栄養が体内にしっかり吸収され、残りカスだけが大腸へと送り出され、理想的なうんちが作られます。

咀嚼されずに、ちゃんと処理されない状態で食べ物が大腸に送られると、未消化のタンパク質や脂肪が悪玉菌のエサになって、悪臭を伴うガスが発生するのです。

PART 6

なにを食べたらいいの？毎日の食事で100年腸元気

腸内環境を整える食べ物「まごわやさしいよ」

毎日似通ったメニューばかり食べていると、腸内フローラの多様性が低下してしまうおそれがあります。いろんな食材を食べるように心がけましょう。

さあ、今日の献立はなににしましょうか。

水溶性食物繊維の代表選手のきのこのガーリック炒めや、野菜を一緒に串に刺した焼き鳥、肌寒いなら小鍋で湯豆腐と白身魚、春らしくなってきたからふきのとう、夏はみょうがと大葉をたっぷり入れたそうめん、冬はかぼちゃの煮つけ、切り昆布と大豆の煮物。毎日の食事をぜひ楽しみましょう。

実際に京丹後では、毎日どのようなものを食べているのか紹介します。

１００歳以上の百寿者の割合が全国平均の約3倍いる京丹後で毎日のように食べられているのは「まごはやさしいよ」です。

まごわやさしいよ

「ま」は豆です。

京丹後の高齢者は、納豆を日常的に食べています。

納豆には、不溶性食物繊維も水溶性食物繊維もどちらもバランス良く含まれていま す。1パック50グラムの納豆の食物繊維量は、3・4グラムです。

同じ50グラムの食材と比べると、ごぼうが2・9グラム、ひじきが1・9グラムで すから、納豆がいかに食物繊維を豊富に含むかおわかりでしょう。

水溶性食物繊維は体内で水分と結合し、ゲル状になります。このゲル化によって、食べ物の粘性を高め、胃から小腸に運ばれる時間が長くなります。

ゆっくり移動すると急激な血糖値の上昇を抑えます。グアー豆食物繊維と同様に、さまざまな成分の吸収や排出にも関係しています。

不溶性食物繊維は水分を吸着して何倍にも膨れ上がって、腸を刺激し、排便を促します。

納豆には不溶性食物繊維も含まれることで、噛む回数が増えます。満腹中枢を刺激して、食べすぎを防止します。

また、大豆は重要なタンパク源です。

細胞の構成に欠かせない大豆レシチンや、抗酸化作用を持つ大豆サポニン、善玉菌のエサとなるオリゴ糖、女性ホルモンと同じような作用をもたらす大豆イソフラボンなどが含まれます。

大豆を煮て納豆菌が加わると、発酵の過程でタンパク質が分解されて、旨味成分であるアミノ酸ができます。

納豆菌は耐熱性菌と呼ばれる高温に強い菌で、胃酸にも強いので、生きて小腸から大腸上部にまで届きます。

血栓を溶かす効果があり、7時間〜8時間効果が持続するといわれています。血栓は寝ているときにできやすいため、納豆は夕食に食べるのがおすすめです。

まごわやさしいよ

「ご」はごまです。

ごまの原産地は熱帯アフリカで、数千年前に世界に広がり、日本には中国から伝えられたといわれています。

奈良時代にはすでに重要な作物として栽培されていたという記録があります。

成長が早く、種まきから約100日で収穫できます。暑さに強く、荒れ地でも栽培でき、少しぐらいの干ばつにも負けない強い生命力を備えています。

ごまには、健康に良いとされる成分のほとんどが含まれています。

ごま粒の約50％が脂質ですが、コレステロールはゼロの、主に不飽和脂肪酸のリノール酸とオレイン酸が多く含まれます。

リノール酸は、食品から摂取しなければならない必須脂肪酸で、動脈硬化や高血圧、成人病の予防・改善の効果が期待できます。

オレイン酸も血中コレステロールの上昇を抑える作用があります。

ごまには良質なタンパク質のほか、代謝を高める鉄分やカルシウムなどのミネラル、ビタミンが豊富に含まれます。

とくに注目したいのは、ごまにしか存在しない成分「ゴマリグナン」です。

ゴマリグナンは、ごま粒の1％しか含まれない微量成分で、主要な構成成分がセサミン、セサモリン、セサミノール、セサミノール配糖体です。

セサミンは耳にすることが多い成分ですが、脂溶性で、体内に入って肝臓で代謝されると構造が変わり、抗酸化性を持つようになります。

肝臓の代謝酵素の働きを高める作用があります。

40代以降は抗酸化力が急激に低下していく年代です。高血圧や糖尿病などの生活習慣病の割合は、年齢とともに増加していく傾向にあります。ごまを食べると次のような効果が期待できます。

●がん予防
●アルコール代謝促進
●高血圧の抑制
●血栓予防
●動脈硬化予防
●血中コレステロールのコントロール　……など

絶世の美女といわれたクレオパトラも楊貴妃も、ごまを好んで食したという史実があり、遣唐使ではごまを薬用として使っていたともいわれています。

京丹後では、おひたしにかけたり、ご飯にかけて食べます。ごまをたっぷり使った「いりごきご飯」という混ぜご飯があります。

「白あえ」は冠婚葬祭の定番料理です。それらの作り方を簡単に紹介します（レシピ参考サイト　京丹後市「郷土食レシピ」）。

【京丹後の「いりごきご飯」の作り方】

1 大根とにんじんは千切りする。

2 煮干しを細かく砕く。

3 ①を油で炒め、②、炒りごまを加える。

4 醤油、砂糖で調味する。

5 ご飯が炊き上がる直前に④を入れてよく蒸らし、全体を混ぜ合わせる。

【京丹後の「白あえ」の作り方】

1 大根、にんじんは細長く切り、塩をふる。水気を絞る。

2 木綿豆腐は水気を切る。

3 すり鉢に炒りごまを入れてすり、②を加えてなめらかにする。

4 砂糖、醤油を加えてさらにすり混ぜ、①を加えてあえる。

ご飯やおひたし、サラダ、味噌汁、煮物などにごまをふって食べましょう。

まごわやさしいよ

「わ」はわかめです。

京丹後のスーパーフードが「板わかめ」です。日本海で収穫した生わかめをそのまま水洗いし、広げて板状に並べ、そのまま天日干しして作ります。

通常のわかめは湯通ししてから乾燥させるのが一般的です。京丹後では水洗いしただけですから、ミネラルが豊富なのです。

しかも、塩などによる味つけは一切せず、わかめが持つ塩分とうま味だけでご飯がすすむ一品です。

そのままちぎって食べたり、小袋に入れてもみほぐして温かいご飯かにかけてわかめご飯にしたりして食べます。わかめは水溶性食物繊維が豊富で、なかでも「アルギン酸」や「フコイダン」が多く含まれます。

京丹後のみなさんの大好物の板わかめを使った「わかめのパー」というおもしろい名前の料理があります（レシピ参考サイト　京丹後市「郷土食レシピ」）。

【京丹後の「わかめのパー」の作り方】

1 板わかめはさっと洗い、わかめ全体が湿るまで2時間ほどおく。
2 水気を切り、包丁で細かく刻む。
3 鍋に酒、みりん、砂糖、醬油と水を入れて沸騰させる。
4 煮干しと②を加え、煮汁がなくなるまで混ぜながら煮る。
5 仕上げに炒りごまをふる。

アルギン酸は、天然の食物繊維として知られ、フコイダンは特有のぬめり成分で、どちらも水溶性食物繊維の一種です。

抗がん作用やコレステロール低下作用、血圧低下作用、抗ウイルス作用などさまざまな生理機能が解明されています。

京丹後では、わかめ以外にも、ひじき、もずく、ところてんなどの海藻類を毎日のように食べていることもわかっています。

海藻類には多くの水溶性食物繊維が含まれ、毎日のように食べることで100年腸元気を実現しています。

まごわやさしいよ

「や」は野菜です。

京丹後では、さまざまな野菜が作られています。多くの家庭では、自宅の畑で自分たちが食べる分の野菜を育てています。

野菜を自分で作れば「規則的な生活」になります。野菜の苗を植えて、毎日世話をしながら収穫する農作業は「日常的に高い身体活動」「サルコペニア、フレイルが少ない」ことにつながります。

そして、80％の人が週3回以上いも類を食べ、根菜や豆類を日常的におかずとして食べているから、血管年齢が若く、腸内フローラに酪酸を作る菌が多いのです。

まさに100年腸元気のための条件をすべて兼ね備えた毎日です。

酪酸菌が酪酸を作り出すときに利用するのが、野菜や海藻類に多く含まれる「食物繊維」です。

酪酸は腸内を弱酸性にし、悪玉菌が増えるのを抑制し、乳酸菌やビフィズス菌などの善玉菌が棲みやすい環境を作ります。

腸内が弱酸性になると、カルシウムやマグネシウムなどのミネラルの吸収性が上がります。

京丹後では、冬になると冬野菜を使ったあったか煮がよく食べられます。名前は「けんちゃん煮」です。

大根、にんじん、ごぼうを油で炒めて、だし汁を入れ、里いも、豆腐、こんにゃく、油揚げを加え、調味料（みりん、酒、砂糖、醤油）で味つけします。

また、京丹後の郷土料理に「いか干し大根の煮物」があります。いかのように見える切り干し大根なので「いか干し大根」です。

切り干し大根は、大根の水分が抜けて、カルシウムや鉄分、ビタミンB群などの栄養素がぎゅっと凝縮されます。生のときに比べ、切り干し大根は食物繊維が約15倍も多くなります。

カリウムも生に比べて約14倍多くなるので、体内の余分なナトリウムを排出して、むくみを予防・改善します。高血圧の予防にもなります。

京都などの関西地方では、魚の練り物を揚げたかまぼこに「ひら天」があります。切り干し大根とひら天を一緒に煮込みます。作り方を紹介します（レシピ参考サイト　京丹後市「郷土食レシピ」）。

【京丹後の「いか干し大根の煮物」の作り方】

1 いか干し大根はもみ洗いをし、水に30分ほど浸して戻す。

2 ①とひら天は食べやすい大きさに切る。

3 にんじんは太めのせん切りにする。

4 鍋に②と③を入れ、だし汁、砂糖、醤油、酒で味つけをし、ふたをして柔らかくなるまで煮る。

いか干し大根ではなく、普通の切り干し大根でもぜひ作ってみてください。切り干し大根を水で戻したら、そのままドレッシングをかけてサラダ風に食べると、シャキシャキの食感が噛みごたえもよく、満足度の高いおかずになります。仕上げには、もちろんごまをパラパラふるのを忘れずに。

まごわや**さ**しいよ

「さ」は魚です。

日本海に面した京丹後の海では、海面の上層部に対馬暖流という暖かい海水が流れています。ここではブリやマグロ、サワラなどが獲れます。

海水の下層部には、日本海固有水という冷たい海水が存在します。この場所にズワイガニやハタハタなどの魚介類が棲んでいます。

京丹後の海では2種類の海水が入り混じっているため、たくさんの生き物たちが暮らしています。漁港が13か所あり、アジやブリ、サワラ、カレイ、イカ、ハタハタ、ウニ、サザエ、わかめなど、新鮮な海産物が水揚げされています。

魚の優れている点は、脂質に不飽和脂肪酸のＥＰＡ（エイコサペンタエン酸）とＤＨＡ（ドコサヘキサエン酸）を含んでいることです。

ＥＰＡは、人間の体では合成されにくい必須脂肪酸です。血管・血液の健康を維持するうえで非常に重要で、血液サラサラ効果や、中性脂肪値を下げる、血管年齢を若く保つ、心臓病・脳梗塞を防ぐ、動脈硬化を防ぐなどの効果があります。

DHAは、体内で合成できない不飽和脂肪酸のひとつで、オメガ3脂肪酸（n-3系脂肪酸）に属します。

オメガ3脂肪酸は、体内の免疫反応の調整や脂肪燃焼の促進、血管壁の柔軟性、血小板凝集の抑制などに関わります。血液中の中性脂肪を減らして、血液をサラサラにし、血中に血栓ができるのを防ぎます。

不整脈の発生や動脈硬化を防止する効果が期待できます。アレルギー疾患や高血圧、動脈硬化、脂質異常症、脳卒中、皮膚炎の予防と改善にも効果が期待できます。

京丹後の高齢者の血管が若いのは、魚をよく食べていることが理由のひとつと考えられます。私が小さいころは、ハタハタがたくさん獲れていたので、1年分のハタハタを干して保存していたことを覚えています。

一方、同じ不飽和脂肪酸でも、オメガ6脂肪酸（n-6系脂肪酸）は、ファストフードやスナック菓子に多く含まれることが多く、体の炎症反応を促進する作用があります。

オメガ6脂肪酸を過剰に摂取すると、白血球が侵入してきた病原菌や自分の血管などの細胞まで攻撃してしまいます。血管が傷つくとコレステロールがたまりやすく、動脈硬化を引き起こします。とりすぎに注意が必要です。

間食を抑えるなら、水溶性食物繊維がおすすめです。水溶性食物繊維をとると、腸内で発酵して産生される短鎖脂肪酸の酢酸が脳に作用して、食欲を抑えるはたらきがあるからです。

同じ短鎖脂肪酸のプロピオン酸にも、食後3〜4時間後の食欲を抑えて、おやつなどの間食を減らす効果と内臓脂肪を減らす効果があることが、イギリスの試験で確認されています。

まごわやさしいよ

「し」はしいたけです。

しいたけなどのきのこ類は、食物繊維の宝庫です。

なかでも、しいたけ、本しめじ、まいたけ、えのきは、100キロカロリーあたり15グラム以上の食物繊維を含みます。

とくに干ししいたけの食物繊維は、生のものに比べると約10倍多く含まれます。

水溶性食物繊維と不溶性食物繊維の両方を含み、水溶性食物繊維のβ-グルカンには、免疫細胞(マクロファージ、ナチュラルキラー細胞、T細胞、キラーT細胞など)を活性化するはたらきがあることで知られます。

また、干ししいたけはビタミンDが豊富です。ビタミンDは、腸からのカルシウムの吸収と、骨へのカルシウム吸着に大きな役割を果たしています。ビタミンDは免疫の維持にも重要です。

カリウムも多く含み、ナトリウムの排出を促し、血圧を下げ、筋肉や心筋の活動を正常に保ちます。

京都府丹後地方にしかない独特の郷土料理が「ばら寿司」です。特徴は、甘辛く煮つけたサバを細かくほぐしたサバのおぼろです。そして、甘辛く煮つけたしいたけです。

「まつぶた」と呼ばれる浅い木箱にすし飯を敷き、サバのおぼろ、しいたけ、錦糸玉子、紅しょうがなどを彩りよく散らし、切り分けて食べます。

京都駅の売店にもあり、私はよく新幹線のなかでお昼ごはんにいただきます。

まごわやさしいよ

「い」はいもです。

京丹後の調査では、いも類を多く食べていることがわかっています。80％の人が週に3回以上、いも類を食べています。

じゃがいも、さつまいも、里いもがたくさん食べられ、煮つけや具だくさん味噌汁として、毎日のように継続的に食べられています。

世界一の長寿として有名になった木村次郎右衛門さんの朝食は、ヨーグルトとさつまいも、梅干しだったと記録されています。

木村さんは腹5~6分を心がけ、夜に牛乳を飲む生活だったそうです。牛乳には、睡眠ホルモンの原料となるトリプトファンや、骨の形成に役立つカルシウムが含まれています。


いも類は、炭水化物食品のなかでも食物繊維量が非常に多いのが特徴です。白いご飯といも類の100グラムあたりの食物繊維を比較してみましょう。
・白ご飯　　1・5グラム
・じゃがいも　8・9グラム（皮なし生）

・里いも　　2・3グラム（生）
・さつまいも　2・8グラム（皮つき生）

食物繊維といえばさつまいも、という印象がありますが、じゃがいものほうが食物繊維を多く含んでいます。

じゃがいもは、白いご飯の約6倍多く食物繊維を含みます。カロリーはご飯の約半分以下と低カロリーです。

食物繊維が多いと、食後の血糖値上昇を抑え、ダイエットにも効果的です。

焼きいもはいま、コンビニなどでも売られています。さつまいも1本（約200グラム）で、1日に必要なビタミンC量をほぼ摂取できます。

さつまいもの白い乳液に含まれる「ヤラピン」という成分は、便秘や大腸がんの予防にも役立ちます。表面に黒いものがついていることがありますが、あれがヤラピンの正体です。空気に触れて時間が経つと黒くなります。

カリウムが多いのも、いも類の大きな特徴です。１００グラムあたりのカリウムの量は次のとおりです。

・里いも　６４０ミリグラム
・さつまいも　４８０ミリグラム
・じゃがいも　４１０ミリグラム

ちなみに切り干し大根は３５００ミリグラムと、ダントツの量を誇ります。

カリウムは体内の塩分バランスを保ち、腎臓機能の低下や高血圧の予防にも役立ちます。カリウムが不足すると、足がつる原因になります。

里いもは、さつまいもに比べてカロリーが少なく、糖質をエネルギーに効率的に変えるビタミンB_1を含みます。特有のぬめりは、「ガラクタン」です。血圧を下げ血中のコレステロールを取り除く効果があります。

また、里いものぬめりにはムチンが含まれ、体内に入るとグルクロン酸という成分に変わります。すると胃や腸壁の潰瘍を予防します。

いもは太る、という印象をお持ちの方もいますが、フライドポテトやスイートポテトなど、油脂を多く使うとエネルギー量が増えます。

焼いたり、蒸したり、煮物にしたり、ゆでたりなど、素材の食感や味を生かして食べるのがおすすめです。

まごわやさしいよ

「よ」はヨーグルトです。

発酵食品のヨーグルトは、私もほぼ毎日食べています。

食べる量は、1日100〜200グラムが目安です。さまざまな効果をうたった機能性表示食品のヨーグルトもあります。

血管のしなやかさ維持に役立つヨーグルトや、便通改善、短鎖脂肪酸を生み出す、胃酸に強い、睡眠の質を向上、ストレスを軽減、糖や脂肪の吸収を抑えるなど。

ヨーグルトに含まれる乳酸菌やビフィズス菌などの善玉菌は、腸内に一定期間存在します。

しかし、ずっと棲み続けることはないといわれています。そのため、毎日食べて、腸へ善玉菌を継続的に補充することが大切です。

ヨーグルトに代表される発酵食品は、乳酸菌や酵母などの微生物のはたらきによって、うま味が増したり、香りが豊かになった食べ物です。

世界最初の発酵食品は、紀元前5000年頃、牛乳から偶然できたヨーグルトだといわれています。

日本の伝統的な発酵食品といえば、日本酒や味噌、醤油、酢、ぬか漬け、納豆です。

ヨーグルトには、善玉菌の一種である乳酸菌やビフィズス菌が多く含まれます。これらの菌には、腸内フローラのバランスを整える作用があります。

ヨーグルトを食べると、自分の腸のなかに棲む善玉菌を増やすことができます。これが「プロバイオティクス」です。

「ヨーグルトを食べて、本当に善玉菌を増やせるの？」

そんな疑問をお持ちかもしれません。

善玉菌は、生きて腸に到達しないと意味がないと思うかもしれませんが、死んでしまった善玉菌も、私たちの体のなかで有用なはたらきをしていることが知られています。

ヨーグルトを食べると期待できる効果を5つにまとめました。

期待できる効果①　すっきり快便

乳酸菌やビフィズス菌などの善玉菌のはたらきにより、腸内フローラのバランスを整え、すっきり快便効果が期待できます。

乳酸菌やビフィズス菌は、食物繊維を発酵・分解しながら生きています。そのときに作られる短鎖脂肪酸が、腸内の悪玉菌が増えるのを抑え、腸の蠕動運動を促して、すっきり便通を促します。

期待できる効果② 免疫力を高める

私たちの免疫を担う細胞の7割は、小腸と大腸にいて、細菌やウイルスなどの有害物質から守ってくれています。

乳酸菌やビフィズス菌などの善玉菌が食物繊維を分解する過程で作られる短鎖脂肪酸は、免疫力を高め、病気を抑制するといわれています。

ビフィズス菌は大腸ではたらき、乳酸菌は小腸ではたらいています。小腸に棲んでいる腸内細菌は、生きた善玉菌でなくても、免疫を高めるはたらきがあることが知られています。

期待できる効果③　血糖値・血圧をコントロール

塩分の高い食事をさせた高血圧のマウスが、乳酸菌のはたらきによって血圧が下がったという研究結果があります。

乳酸菌は、血圧の調整に関わっているといえます。

腸内フローラのバランスが乱れると、腸内の慢性炎症を引き起こします。

この慢性炎症は、高血圧や糖尿病などのさまざまな病気を悪化させることがあります。

近年の研究で、腸内の慢性炎症を抑える制御性T細胞を作り出す腸内細菌の存在が認められています。

自己免疫疾患や炎症性疾患、アレルギー疾患などを引き起こす過剰な免疫応答を抑える役割を担っています。

期待できる効果④　コレステロールを調整

善玉菌を構成する物質に、体の免疫機能を高め、血清コレステロールを低下させる効果が報告されています。

乳酸菌やビフィズス菌などの善玉菌が食物繊維を分解する過程で発生する短鎖脂肪酸は、肝臓でのコレステロール合成酵素のはたらきを阻害する作用があります。

コレステロール値の調整にヨーグルトが関係していると考えられます。

期待できる効果⑤　食べたものの消化を促進

ヨーグルトを食べると、乳酸菌やビフィズス菌などの微生物のはたらきによって、分解が促進され、体内に入った食べ物を消化するのに必要なエネルギーや消化酵素が少量で済みます。

ヨーグルトだけでなく食物繊維も一緒に

善玉菌のエサとなる食べ物を一緒にとるのがポイントです。りんごやバナナなどの食物繊維や、はちみつなどのオリゴ糖「プレバイオティクス」をヨーグルトと一緒に食べるとより効果的です。

プロバイオティクスとプレバイオティクスを一緒に摂取するのが「シンバイオティクス」です。シンバイオティクスにより、腸内の善玉菌を増やし、健康的な腸内環境を作ることができるでしょう。

おわりに

忙しい毎日を快腸・快便で過ごせているのは、ひとえに私の腸のなかに棲んでいる腸内細菌たちの活躍のおかげです。

いつも私の健康をサポートしてくれている善玉菌たちに、心から感謝したい気持ちでいっぱいです。善玉菌たち、本当にありがとう！

きみたちが活躍してくれるから、私も日々がんばれています。

きみたちの活躍によって、いま多くの人を悩ませている過敏性腸症候群や潰瘍性大腸炎、がん、アトピー、花粉症、肺炎、メタボ、骨粗しょう症、不妊、自閉症、などの〝現代病〟を遠ざけることができます。

善玉菌たちが腸内で生きやすい、ベストな環境を整える鍵を握っているのが水溶性食物繊維の摂取です。

一方で善玉菌たちのためには「避ける」ことも重要でした。

なにを避けたらいいか？　本書を読まれたみなさんはもうおわかりでしょう。高脂肪食、塩分、糖分、抗生物質、乳化剤は腸内細菌たちの大敵です。自分が菌になったことを想像してみてください。毎日毎日、大嫌いなエサを飼い主にせっせと与えられるなんて！　嫌がらせとしか思えません。

私は、善玉菌たちのために毎朝スペシャルスムージーを飲んでいます。みなさんも、今日から始めてみてはいかがでしょう。

最後になりましたが、本書を執筆するにあたり、太陽化学の安部 綾さんには研究資料の提供等、大変お世話になりました。この場を借りてお礼申し上げます。本当にありがとうございました。

内藤裕二（ないとうゆうじ）

京都府立医科大学大学院医学研究科 生体免疫栄養学講座教授。腸内微生物学・消化器病学・抗加齢医学が専門。酪酸産生菌と健康長寿の関係などの研究をはじめとした腸内細菌研究の第一人者。日本消化器免疫学会理事、日本抗加齢医学会理事。著書に『すごい腸とざんねんな脳』（総合法令出版）、『老けない腸の強化書』（新星出版社）、『消化管（おなか）は泣いています 腸内フローラが体を変える、脳を活かす』（ダイヤモンド社）、『70歳からの腸活』（エクスナレッジ）など。

企画協力　太陽化学
編集協力　脇谷美佳子
デザイン　亀井英子
イラスト　池田紀久江
校　　正　滄流社
編集担当　吉川亜香子

100年腸～最強食物繊維があらゆる不調を改善！

発行日　2024年4月30日 第1刷発行

著　者　内藤裕二
発行者　清田名人
発行所　株式会社内外出版社
〒110-8578 東京都台東区東上野2-1-11
電話 03-5830-0368（企画販売局）　電話 03-5830-0237（編集部）
https://www.naigai-p.co.jp
印刷・製本　中央精版印刷株式会社

ISBN978-4-86257-700-9